TRAITEMENT DE LA MIGRAINE

PAR

LE MASSAGE

PAR

LE Dʳ G. NORSTRÖM

PARIS

ADRIEN DELAHAYE ET ÉMILE LECROSNIER, ÉDITEURS

23, PLACE DE L'ÉCOLE-DE-MÉDECINE, 23

1885

TRAITEMENT DE LA MIGRAINE

PAR

LE MASSAGE

Châteauroux. — Typ. et stéréotyp. A. MAJESTÉ

TRAITEMENT DE LA MIGRAINE

PAR

LE MASSAGE

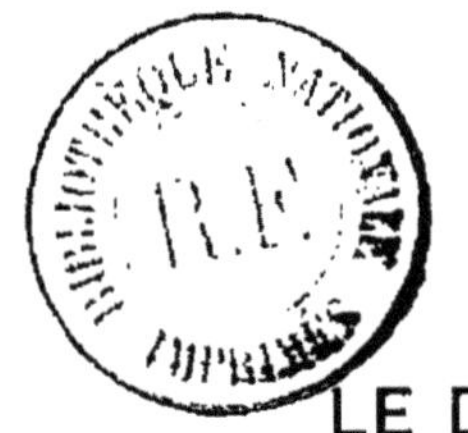

PAR

LE DR G. NORSTRÖM

―――

PARIS

ADRIEN DELAHAYE ET ÉMILE LECROSNIER, ÉDITEURS

23, PLACE DE LÉCOLE-DE-MÉDECINE, 23

―

1885

AVANT-PROPOS

Les mots migraine ou hémicrânie appartiennent
à l'ancienne nomenclature nosologique. Ils correspondent à un complexus que tout le monde connaît
un peu par expérience, mais dont la nature et les
origines sont mal déterminées. Dire que c'est une
névrose et agir en conséquence, c'est se contenter de
peu de chose. Nous n'avons point l'intention d'élu-
cider toutes les questions qui se rattachent au sujet,
nous voulons simplement démontrer que certaines
variétés de céphalalgie, auxquelles les médecins et les
gens du monde donnent le nom de migraines, sont
des névralgies d'origine musculaire ; qu'elles sont
accompagnées de foyers d'induration, parfois de sensibilité à la pression du côté de la nuque ; que ces
foyers résultent des phlegmasies chroniques. Dans
presque tous les cas, ils sont bien limités, accessi-
bles, par conséquent justiciables du massage. Par ce
procédé, on réussit le plus souvent à les faire disparaître, toujours à les diminuer. La méthode de traitement sert donc d'instrument de démonstration : les
froissements même légers que son application exige
provoquent des irradiations douloureuses, de véri-

tables accès; de plus, on guérit presque toujours
la névralgie quand on fait disparaître les foyers
dont nous avons parlé ; même lorsque le malade
n'applique le traitement que pendant un temps
insuffisant, et qu'il reste une petite zone indurée, la
douleur diminue souvent, les paroxysmes deviennent plus rares, à tel point que les malades eux-
mêmes se déclarent guéris. En présence d'une situation aussi constante, aussi bien établie, il est
difficile de ne pas songer à uné cause et à ses effets ;
de ne pas placer le point de départ dans ces myosites
limitées et anciennes auxquelles s'attaque le massage.

Nous allons essáyer, dans ce travail, de mettre un
peu mieux en relief qu'on ne l'a fait jusqu'ici cette
relation ; autrement dit, de détacher un assez grand
nombre de cas des hémicrânies dites essentielles, de
démontrer que ce sont des accidents dont le point de
départ est dans le trapèze, le sterno-cleido-mastoïdien, etc., qu'on peut guérir par le massage appliqué
à propos. Nous n'avons, du reste, dans toute cette
méthode, fait que mettre en pratique les principes
donnés par Mezger, suivi pour ainsi dire à la lettre
sa doctrine.

TRAITEMENT DE LA MIGRAINE

PAR

LE MASSAGE

CHAPITRE Iᵉʳ.

CARACTÈRES CLINIQUES DE LA MIGRAINE.

Il y a peu d'affections dont le tableau clinique soit aussi net et aussi franc que celui de la migraine. Il est probable que la maladie est vieille comme le monde et cependant on ne l'a pas toujours décrite isolément. Dans l'antiquité, comme au siècle dernier, comme à notre époque, certains auteurs ne l'ont considérée que comme un syndrome variable selon les individus, selon les affections génératrices.

Hippocrate, par exemple, décrit des céphalalgies ; il essaie d'en tirer parti au point de vue du pronostic, il ne décrit pas une migraine.

1

Celui qui l'a le mieux connue, le mieux caractérisée, de tous les médecins anciens, c'est assurément Galien. « L'hémicrânie, dit-il, est une affection douloureuse qui intéresse une des moitiés de la tête, tantôt l'une, tantôt l'autre ; qui se termine près de la suture longitudinale et, le plus souvent, est rendue plus acerbe vers la périphérie par l'influx des vapeurs, des humeurs et de beaucoup d'autres choses froides ou chaudes. Certains malades souffrent violemment dans les muscles des tempes, la plupart sont même éprouvés de cette manière ; d'autres ont une douleur qui monte vers le vertex. Quelques-uns souffrent tellement qu'ils ne peuvent même pas supporter le contact des mains. Le péricrâne est intéressé, mais les téguments ne sont nullement indemnes. Il est donc probable qu'il se fait par les artères, par les veines ou par toutes les deux, des vapeurs et des humeurs, tandis que les parties contenues dans le crâne, c'est-à-dire le cerveau et les enveloppes, rejettent au dehors ce qu'elles renferment en trop grande abondance ; tandis que le corps placé au-dessous de la tête envoie des vapeurs ou des humeurs viciées. C'est pourquoi celui qui veut traiter l'hémicrânie doit chercher d'abord quelle purgation convient au malade et à quelle veine il faut le saigner ; ensuite, pour venir au secours de la tête elle-même, il échauffera *en frottant soit avec ses doigts, soit avec une serviette, la moitié du front,* surtout celle qui est en avant du temporal ; cette médication doit être appliquée avant l'arrivée de l'accès. Après lui les médecins auront recours aux médicaments dits hémicrâniques.

Lorsque la douleur est accompagnée de beaucoup de chaleur, on administrera quelque chose de réfrigérant ; dans le cas contraire, on réchauffera à propos. Mais les médecins mêleront toujours aux deux ordres de médicaments quelque chose d'astringent. Je m'étonne que ni Apollonius, ni Archigène, ni Asclépiade n'aient décrit des médicaments hémicrâniques en parlant des remèdes employés contre la céphalalgie. Il convenait cependant de les noter quand même ils ne présenteraient rien de spécial, pour passer en revue tout ce qui lui touche.

De même, Héras et Criton ont négligé de passer soigneusement en revue cette affection.

Il est démontré que les médicaments qui soulagent la tête à ceux qui souffrent de maladies chroniques, soulagent également les « hémicrâniques » [1].

1. *De compositione medicamentorum secundum locos.* lib. II. Cap. III. Ed Kühn, t. XII, p. 195.

Ici, comme partout, Galien ne se contente point de l'observation pure; il indique implicitement la raison d'être de sa description et l'idée qu'il se fait du processus : l'hémicrânie est une affection paroxystique, unilatérale, distincte de la céphalalgie diffuse ou généralisée. Cette opinion si bien en rapport avec l'esprit méthodique et parfois paradoxal du médecin de Pergame, a été probablement la cause qu'un mot impropre est resté dans la nomenclature médicale jusqu'à notre temps ; que beaucoup de médecins n'ont pas parlé de l'affection ou n'en ont parlé qu'incidemment. Il s'en faut que la migraine soit toujours localisée comme semblent l'indiquer les lignes citées plus haut. Elles présentent malgré tout une ébauche de ses caractères fondamentaux. Sujette à de violentes exacerbations, la douleur est à la fois superficielle et profonde ; elle siège dans le péricrâne et dans le cuir chevelu ; cette douleur n'est qu'un symptôme secondaire : il faut pour la produire que le cerveau reçoive de la périphérie un sang de mauvaise qualité ; que le trop plein de ses vaisseaux se déverse dans ceux de ses enveloppes.

Passons sans transition de l'antiquité aux temps modernes : Broussais présentait avec

Galien plus d'une ressemblance. Hardi comme lui, il ne s'effrayait ni d'une hypotèse, ni d'une théorie hasardée. Sa migraine est une affection distincte de toutes les autres céphalalgies ; le nom n'est que la traduction littérale du vieux terme galénique : « Elle consiste, dit-il, dans une douleur de tète plus ou moins forte souvent d'un seul côté, d'où lui est venu le nom d'*hémicrânie* traduit par celui de *migraine*. » — Il faut avouer que la traduction est libre. — Cette migraine est bien celle que tout le monde connaît. Dans ses symptômes ordinaires et sa marche, on voit :

Des accès à début variable commençant le plus souvent dans le cours de la journée, parfois le matin aussitôt après que le malade vient de se lever. Il est rare que la douleur atteigne d'emblée son maximum ; elle est en général précédée de frissons, de baillements, parfois de nausées : à ce moment, elle débute à un point déterminé, presque toujours le même chez le même individu, puis augmente, s'irradie, s'accompagne de phénomènes souvent très pénibles soit dans le voisinage, comme le larmoiement et la photophobie, soit à distance, comme des éructations, vomissements ou fourmillements des membres. Rien n'est plus variable que les caractères de la douleur : tantôt contusive, constrictive, elle est d'autres fois lancinante, ou térébrante. Certains malades disent qu'ils ont des sensations comparables à celles que produiraient des coups de marteau répétés sur le crâne ; d'autres se plaignent qu'un cercle de fer leur comprime le front et les tempes : quelques personnes parlent de déchirures et de perforations des os. Cet état peut être exagéré par le bruit d'une conversation, le séjour dans un milieu à température élevée, par le grand air, le froid, le vent [1].

La durée de l'accès varié. Il dure communément de dix à douze heures : ce n'est que dans cas des exceptionnels qu'on l'a vu persister trente-six, quarante-huit, soixante-seize heures et même cinq jours, ainsi que M. Labarraque en a cité un exemple dans sa thèse, en 1837. Elle s'est jugée quelquefois par des vomisséments bilieux ou par une transpiration ou bien par une abondante excrétion d'urine ; mais le plus communément on n'observe aucune crise, et c'est après avoir dormi quelques heures que les individus se réveillent, les uns tout à fait bien portants, les autres éprouvant encore

1. Cours de pathologie et de thérapeutique générale 1835 t. IV p. 462.

du malaise, de la fatigue, de la courbature, un sentiment de pesanteur et d'embarras dans la tête, avec de l'inappétence et une bouche empâtée ; mais ces reliquats de la maladie, qui n'existent guère qu'après un accès un peu violent, ne tardent pas à se dissiper. » (Grisolle) [1].

En parcourant nos observations on pourrait retrouver, sans difficulté, le tableau clinique que nous venons d'ébaucher. Nous allons maintenant étudier isolément les symptômes.

1. Grisolle. *Traité de pathologie interne,* 9e éd. t. 2, p. 827.

CHAPITRE II

ANALYSE DES SYMPTÔMES.

1º *Douleur*. Depuis Valleix, on a tenu grand compte dans l'étude des névralgies de la douleur spontanée ou provoquée par la pression. Celle de l'hémicrânie, présente la plus grande partie des caractères fondamentaux de celle des autres névralgies. Son intensité varie ; il est rare pourtant qu'elle soit légère ; le malade, ne pouvant le plus souvent se livrer à aucun travail, est forcé de s'aliter. Dans une de nos observations, une personne qui présentait une forme relativement bénigne de migraine et n'éprouvait qu'une douleur contusive limitée de la tempe gauche, était malgré tout obligée au moment de l'accès de quitter son occupation sous peine de provoquer une

exacerbation extrêmement violente. Le moral
est déprimé d'une façon fâcheuse ; ainsi, un individu observé par Vretlind (obs. 29), n'éprouvait qu'une sensation de forte pression dans la
région occipitale avec des bourdonnements
presque continus dans la tête ; il se croyait
menacé d'une affection cérébrale et était devenu
hypocondriaque au dernier point [1].

« En règle générale, on peut affirmer, dit
Henschen, que la douleur est d'autant plus violente qu'elle dure depuis plus longtemps et que
la cause qui provoque l'accès agit avec plus
d'énergie. »

La malade de notre observation 7 avait presque depuis l'enfance des migraines exagérées
par des accidents rhumatoïdes, subaigüs inter-
currents. L'attaque produisait des douleurs
épouvantables ; il semblait à cette personne qu'on
la frappait de violents coups sur la tête ; celle
de l'observation 12 avait ses migraines depuis
plus de 10 ans ; un coup de vent, un simple
déplacement suffisaient pour produire une
crise ; cette personne souffrait, disait-elle,
comme si on lui eût fendu la tête.

Nous avons indiqué combien sont varia-

1. Om hufvudvärk. *Eira* Bd. III, ɔ. 545-577.

bles ces caractères; il serait difficile de donner rien de précis à cause de la différence des termes de comparaison dont se servent les malades. D'après M. Henschen, les douleurs légères seraient constituées le plus souvent par une sensation de choc ou de pression limitée ou étendue à toute une région ; lorsque la sensation est plus vive, les malades parlent de liens brûlants ou de cercles de fer. Dans une de nos observations, il est question d'une cheville ou d'un perforateur qui pousserait l'œil hors de son orbite. Dans ces derniers temps, Benedikt a essayé de rattacher l'intermittence ou la continuité au siége ; la douleur serait continue dans les névralgies périphériques, intermittente dans les névralgies centrales. Les cas présentent une si grande analogie à tous les points de vue qu'on ne sait comment distinguer les migraines centrales ou périphériques, d'autant mieux que souvent la douleur est à la fois continue et intermittente.

Bretschneider, Erb, Eulenburg ont cherché dans les caractères de la douleur un moyen de distinguer la migraine de la névralgie des extrémités du trijumeau. Dans la première, elle serait sourde, contusive, tensive et continue ; dans la seconde, elle serait pongitive, lancinante et intermittente. D'après Valleix au contraire, les douleurs continues appartiennent aussi bien aux névralgies que les douleurs intermittentes ; cet auteur a même fait remarquer qu'il n'existe jamais d'indolence absolue entre les accès ; seulement, la douleur persistante est assez légère pour qu'on n'y fasse pas attention[1]. Hasse affirme de même que cette continuité fait rarement défaut.

Dans la migraine, comme dans toutes les névralgies, on se trouve en présence de deux éléments, l'un continu, l'autre intermittent, bien que la maladie en présente plus souvent une variété que l'autre. Il n'y a donc aucune raison de la distinguer des autres névralgies.

De nombreuses observations sur la douleur provoquée par la pression ont été faites par Barbarin, Reverdin et Rowland ; Valleix, le premier, l'étudia avec précision. Romberg, Neucourt, Schuh, Hasse etc., affirment que les points douloureux à la pression font souvent défaut et qu'ils n'ont jamais l'importance que leur accordait Valleix. Ces assertions reposent même sur des bases sérieuses sans doute ; pourtant, dans 112 cas, Henschen n'a vu manquer les douleurs à la pression qu'une seule fois lors-

1. Traité des névralgies.

qu'il y avait des douleurs spontanées. Pour Neucourt, Grasset, Erb, Eulenburg, cette douleur à la pression permettrait de distinguer la migraine de la « névralgie du trijumeau »[1].

Notre auteur se rallie donc complètement aux idées de Valleix. Les points douloureux, correspondant soit à l'émergence, soit au trajet du nerf intéressé, ne se présentent plus avec les mêmes caractères dans la migraine que dans les maladies de même ordre. Henschen en a trouvé 100 fois sur le front, 100 fois dans les tempes, 54 fois sur le vertex, 23 fois sur les joues, 66 fois à la nuque.

Nos observations nous ont montré une fréquence analogue des points douloureux, seulement la proportion locale n'est pas tout à fait la même. Nous les avons rencontrés de préférence au dessous de l'apophyse mastoïde, rarement aux tempes, plus rarement encore sur le front.

Nous pensons comme le médecin d'Upsal que la douleur à la pression ne peut provenir d'une hyperesthésie généralisée.

Lorsque la migraine avait le caractère hémicrânique, la pression du côté indemne n'a

1. Henschen. *Naagra lagtagelser öfver migrän*. Upsal, 1881.

jamais rien provoqué. Le degré de sensibilité
varie suivant les cas ; ces points sont plus fa-
ciles à trouver, et sont plus nets, quand la maladie date d'un certain temps. Dans les migraines invétérées à accès fréquents, il suffit
d'une pression sur un de ces points pour produire une crise. Parfois, la douleur locale
persiste lorsque l'état du sujet s'améliore. Un
des malades de Vretlind cessa le traitement
par le massage aussitôt qu'il eut éprouvé un
mieux sensible, tant les manœuvres étaient pénibles pour lui ; les points douloureux à la pression persistaient. Chez la personne de l'observation 3 qui éprouvait au moment de l'accès une
douleur partant de la protubérance occipitale
externe et s'irradiant vers les tempes, une pression un peu énergique à gauche produisait
une douleur vive dans l'œil correspondant,
avec larmoiement et photophobie ; dans l'observation suivante, il y avait un peu de tuméfaction au niveau des attaches crâniennes du
splénius ; la pression déterminait une douleur
s'irrradiant jusqu'au vertex. Chaque accès spon-
tané débutait par une sensation pénible de la
partie supérieure de la nuque s'étendant peu
à peu jusqu'au sommet du crâne où elle finis-
sait par se fixer.

Nos observations sont donc d'accord avec celles de Valleix ; il existe à peu près toujours dans la migraine des points douloureux; ces points correspondant au trajet d'un nerf, aux ganglions cervicaux du sympathique, mais beaucoup plus souvent aux insertions des muscles et à leur parcours. Ils s'accompagnent de modifications de consistance et parfois de forme. La pression ne produit pas seulement une douleur locale, elle provoque souvent des irradiations et des paroxysmes. La notion de Valleix, relative à la douleur provoquée dans le cours des névralgies, est une notion précieuse à tous points de vue ; elle a conduit, en grande partie, à la connaissance des relations pathologiques dont nous nous occupons.

Les altérations que nous signalons aux points douloureux ont été constatées il y a longtemps par un certain nombre d'observateurs; Benedikt et Anstie en particulier ont beaucoup insisté sur elles. Lender a affirmé avant nous que l'on était en présence d'indurations inflammatoires et que ces lésions étaient la cause unique et constante de la névralgie. D'autres, au contraire, ne voient là que des irritations consécutives à des hypérémies des filets nerveux à leur sortie des canaux osseux qui les renferment ; cette explication ne saurait convenir aux foyers cervicaux. De plus, les chirurgiens qui ont fait la névrectomie pour guérir des névralgies sous orbitaires invétérées n'ont pas constaté d'altérations dans les fragments de nerf enlevés.

Lender apporte à l'appui de sa doctrine une démonstration assez convaincante, celle que nous indiquons : Par le massage des foyers douloureux, on guérit la plupart du temps la névralgie ; ce traitement produit cependant une irritation assez vive du nerf. Henschen a réussi, comme Vretlind, comme moi-même, à avoir raison de migraines rebelles par le massage des points douloureux.

« Autant que j'ai pu m'en apercevoir, dit-il, il existe une tuméfaction fréquente, bien que parfois peu marquée à leur niveau. Pour pouvoir les découvrir, il faut toujours des recherches minutieuses et répétées. Malgré toutes les précautions, ces petites altérations peuvent passer inaperçues, si le palper ne porte pas sur une surface favorable, c'est-à-dire quand les nerfs ne sont pas superficiels, au-dessous de téguments minces et mobiles. Ces conditions de recherche ne se rencontrent guère que pour les sus-orbitaires sur lesquels portent la plupart de mes observations. La recherche doit être faite non seulement du côté malade, mais encore du côté sain. Même dans les régions temporale et parotidienne, on peut faire la même observation, ce qui confirme l'opinion émise plus haut : que les points douloureux correspondent à des foyers d'inflammation du tissu sous-cutané. Est-ce toujours le cas ? C'est un problème qui ne peut recevoir aujourd'hui une solution définitive.

Parfois il est impossible, avons-nous dit, même avec la palpation la plus minutieuse, de découvrir les points douloureux : c'est ce qui arrive lorsqu'au-dessous du filet nerveux se trouve une épaisseur considérable de parties molles. Dans ces conditions, lorsque le doigt rencontre des inégalités, on se demande avec raison si elles sont morbides. Chez certains individus on en trouve à l'état physiologique dans la fosse temporale ; de telle sorte qu'il est impossible de dire si les points douloureux sont en relation avec elles ou non. Il est bon de se rappeler également que dans les cas légers de migraine on a des tuméfactions si faibles qu'il est difficile de se prononcer sur leur nature. Si j'en crois ma propre expérience, le tissu sous-cutané en renferme presque toujours dans les cas graves et rebelles ; elles sont d'autant plus sensibles, d'autant plus étendues, que les mi-

graines durent depuis plus longtemps. Les tuméfactions changent de forme, de volume, selon
le cas ; habituellement, elles sont très petites
et causent des élévations de la peau perceptibles
à l'œil [1]. »

En résumé, le symptôme douleur dans la
migraine a son maximum au moment des accès dans les différentes régions du crâne ; parfois
la zone dans laquelle existe ce maximum est relativement étendue et c'est là un trait spécial de
l'affection. Comme dans les autres névralgies,
la douleur se présente dans les deux circonstances signalées par Valleix, spontanément et à
la pression ; elle a le caractère continu et intermittent. Les points douloureux correspondent à des altérations du tissu ambiant, le plus
souvent d'origine inflammatoire.

2° *Troubles vaso-moteurs.* — Ces phénomènes
sont si fréquents, si nombreux, que beaucoup
les regardent comme un facteur indispensable
pour la production de la migraine. En France,
presque tout le monde déclare qu'au moment
de l'accès le sang se porte à la tête. M. Dubois-
Raymond a dit à la suite d'observations faites
sur lui-même que l'hémicrânie est une névrose

Loc. cit.

vaso-motrice ; cette idée est admise par Möllendorf, Eulenburg et beaucoup d'autres.

Ce ne serait plus dans le trijumeau, mais dans le sympathique cervical et surtout dans le centre cilio-spinal qu'il faudrait chercher l'origine du processus. Avec cette doctrine, il devient facile d'expliquer les troubles oculo-pupillaires, et la sensibilité à la pression au niveau des ganglions nerveux du cou.

Tout le monde n'accepte pas la théorie ; elle a contre elle le nombre assez considérable de cas dans lesquels on a affaire à une migraine sans troubles vaso-moteurs. Ainsi, sur nos trente-trois observations, il y a eu dix fois tout au plus des symptômes de cet ordre assez marqués pour attirer l'attention.

La même rareté a été constatée par d'autres. « Cent-sept fois nos observations sont explicites, dit Henschen. Sans doute elles sont prises en grande partie d'après les récits des malades ; mais si nous tenions compte que la plupart d'entre eux, appartenant à une certaine classe de la société, étaient relativement intelligents, on peut admettre qu'elles sont plus souvent exactes.

Parmi les cent-sept personnes, sept déclaraient que l'accès de migraine n'était suivi ni de rougeur ni de pâleur de la face. Chez les cent-deux restantes, on nota quarante-quatre fois de la pâleur, trente fois de la rougeur, vingt-huit fois des alternatives de rougeur et de pâleur. Chez ces derniers, la pâleur marqua ordinairement le début de l'accès et la rougeur la fin ; il arrive parfois qu'ils se présentent dans un ordre inverse. »

Nous avons noté chez nos malades : Rougeur conjonctivale avec larmoiement et photophobie (obs. 3, 12, 21, 27, 30).

Rougeur et chaleur de toute la face avec ou sans battements (obs. 5, 16).

Pâleur constante avec refroidissement de la face (obs. 24).

Hypérémie veineuse de la tempe (obs. 25).

MM. Liveing, Vulpian et Eulenburg, considèrent également les troubles vaso-moteurs comme trop inconstants pour qu'il soit possible d'établir une relation nécessaire entre eux et la douleur.

Les phénomènes oculo-pupillaires sont plus rares encore. Berger ne les a vus que dans deux cas sur six ; Holst, dans un sur trente ; je ne les ai jamais observés.

Les autres symptômes oculaires sont très variables ; parfois il y a, outre la douleur des

troubles de l'accommodation ; les malades cessent de pouvoir lire au moment de l'accès ; le
larmoiement est, comme la photophobie, une
suite de l'hypérémie conjonctivale. Les troubles
du corps vitré se présentent sous la forme
de scotomes. Un de nos malades avait, au
moment du paroxysme, une obnubilation
pénible (obs. 13) ; un autre se plaignait d'un
ballottement à la suite duquel les objets devenaient mobiles et très difficiles à distinguer
(obs. 20) ; Henschen a vu de l'hémiopie et de
la tuméfaction palpébrale ; ce symptôme est
aussi noté dans notre observation 30.

3° *Troubles trophiques.*

Il serait extraordinaire que la répétition d'accidents aussi pénibles que ceux qu'on observe
dans la plupart des migraines datant d'un peu
longtemps fussent sans influence sur la nutrition.

Nous avons déjà vu à la suite d'accès ophtal-
miques des troubles du corps vitré variant depuis la simple obnubilation visuelle jusqu'à
la sensation de ballottement intra-oculaire. Il y a
de sérieuses raisons de supposer que les pertur-
bations nerveuses peuvent aller plus loin, s'ac-
compagner de modifications brusques de la tension et donner lieu au glaucome aigu ou suraigu;

nous ne saurions rien dire relativement à la fréquence et au mode de développement de cette complication. Quand l'acuité visuelle diminue brusquement, la douleur passe du premier au second plan et les malades s'adressent exclusivement à l'oculiste.

C'est surtout du côté des téguments qu'il faut chercher des troubles trophiques. Ils intéressent aussi bien la peau que le tissu sous-cutané et les parties plus profondes. Pour la recherche, Henschen conseille de faire deux plis symétriques à la peau de chaque côté et de la soulever légèrement sur le front ; de faire également un pli en prenant un fragment cutané entre deux points douloureux ; il ne faut pas négliger de noter la mobilité sur les surfaces sous-jacentes ; si l'on veut bien sentir les altérations des parties profondes, on aura soin d'enduire préalablement la surface d'un corps gras.

Les altérations les plus fréquentes sont les épaississements ; au niveau des paupières il n'est pas rare d'observer une sorte d'infiltration chronique qui rappelle plus ou moins la consistance des tissus œdématiés. Aux tempes nous avons signalé les troubles de nutrition les plus fréquents : ce sont les noyaux d'induration, observés également à la nuque ; nous aurons l'occasion d'y revenir. Enfin, nous avons noté un changement de couleur des cheveux, qui devenaient grisonnants du côté malade ; une fois nous les avons vus tomber (obs. 23).

Nous n'insisterons pas davantage ici sur les troubles éloignés qu'on peut observer dans la migraine, troubles gastro-intestinaux, troubles du côté des organes génito-urinaires, etc.

CHAPITRE III

Le tableau clinique que nous avons donné nous a conduits, comme l'analyse des symptômes, à cette conclusion que les nerfs sensitifs et les nerfs vaso-moteurs étaient sérieusement intéressés dans le paroxysme. Si nous laissons de côté les observations de ces derniers temps, nous trouvons que l'on ne décrivait récemment encore de lésions d'aucune sorte ; que l'on ne croyait point aux altérations locales ; tout le monde était d'accord sur ce point. On avait donc ce qu'il fallait, il y a trente ans, pour constituer une névrose. Aujourd'hui nous n'envisageons plus les névroses comme autrefois ; nous nous disons que la reproduction fatale et presque périodique d'accidents réguliers doit avoir une cause permanente dont les effets se produisent sous l'influence des circonstances accessoires. On a envisagé la migraine à ce point de vue et peut-être, parmi les théories données, toutes ne sont-elles pas fausses ; l'unité et la constance d'un processus clinique n'indiquent pas nécessairement l'unité d'origine. On raisonnerait aussi mal en déclarant que les hémicrânies ont un seul point de départ, qu'en donnant à toutes les paralysies faciales la même origine; il y a souvent autant de différences symptômatiques entre deux migraines qu'entre une paralysie faciale de cause périphérique et une autre de cause centrale. Le malheur c'est qu'on a admis trop vite l'intégrité des régions douloureuses et qu'on s'est dispensé de les explorer. Pour éclairer la pathogénie on a tenu plus de compte des accidents éloignés ou des raretés que des phénomènes réguliers et courants.

« Les causes de la migraine, dit Broussais, se rapportent toujours à un point d'irritation organique qui peut être : 1° dans le cerveau, analogue alors à ceux que nous avons vus figurer dans les prodromes des phlegmasies de l'encéphale ; 2° dans le tube digestif, surtout dans l'estomac et le duodénum ; 3° dans l'utérus, qui peut marquer son influence par une douleur au cervelet ou dans les lobes postérieurs du cerveau, douleur connue sous le nom de clou hystérique[1]. »

Ces conceptions ne sont que l'interprétation de faits connus. Les migraines sont accompagnées de troubles dyspeptiques, de vomissements rebelles ; c'est donc du côté de l'estomac qu'il faut chercher. Raisonnement spécieux : Les accidents gastriques sont si loin d'avoir un aspect régulier que l'on ne voit pas trop à quel ordre d'irritation ils pourraient correspondre. Certains malades, qui ont des nausées lors d'une attaque, n'en ont pas à la suivante. Les uns vomissent après l'ingestion des aliments, les autres sont soulagés par le même acte. Qu'on mette en regard de cette irrégularité les symptômes produits par des affections connues de l'estomac, et les différences deviendront plus sensibles. Les alcooliques atteints de gastrique chronique ont régulièrement leur pituite le matin. Le moment et le mode des vomissements est une donnée de valeur si l'on veut distinguer l'ulcère simple du cancer de l'estomac.

On peut faire les mêmes objections aux troubles utéris : jamais les accès ne correspon-

1. Loc. cit.

2

dent régulièrement au retour des règles ; la menstruation peut hâter leur arrivée ou augmenter leur intensité ; mais elle a la même influence sur presque tous les accidents douloureux ; la perturbation organique accompagnant le flux menstruel a des retentissements partout où se trouve un *locus minoris resistentiæ* ; parfois, au lieu d'un accès de migraine c'est un paroxysme de névralgie dentaire qu'elle détermine. Personne dans ce cas ne songera à considérer la menstruation comme la cause première ou unique de la douleur, c'est tout au plus une circonstance adjuvante. Restent les affections du cerveau ; ici encore il faut avouer qu'on a singulièrement interprété les choses. « Il ne faudrait pas, dit Broussais, conclure que la migraine est une garantie de santé ou un préservatif de maladie. L'étude de la marche de cette affection considérée en grand fait voir le contraire : elle montre que ses accès peuvent se rapprocher et se changer en encéphalite aiguë, en folie, en congestion apoplectique ; qu'elle peut être suivie, quand on la brave ou qu'on la traite mal, d'épilepsie, d'hémiplégie, d'imbécillité, de démence, de paralysie générale, de ramollissement du cerveau, de cataracte, d'opacité de l'œil ».

Voilà un tableau vraiment sombre, on ne saurait dire pourtant que ce soit un tableau de fantaisie ; tous les accidents dont parle Broussais ont été observés chez des individus qui se sont longtemps plaints de migraine. Ce qui n'est plus vrai, c'est la filiation établie entre eux et la névrose. Les hémicrânies dont il s'agit, étaient symptomatiques d'une affection cérébrale, tumeur ou encéphalite qui suivait sa marche ordinaire ; si on les eût bien étudiées on aurait trouvé d'autres symptômes .mportants du côté du mouvement, de la vision ou du sensorium.

Les accidents suspects accompagnant une migraine ordinaire sont absolument rares ; dans nos observations, nous avons noté simplement des bourdonnements d'oreille (obs. 8), de l'altération de la mémoire (obs. 12), des troubles mal déterminés que le malade comparait à des bruissements intracrâniens (obs. 29).

Cette discussion nous montre que si des causes éloignées peuvent produire la migraine et suffisent parfois pour cela, leur action est peu commune et hors de proportion avec la fréquence de l'affection. Laissons donc en seconde ligne le cerveau, le tube digestif et l'appareil génital.

Depuis Dubois Reymond, c'est du côté du sympathique cervical et du bulbe rachidien qu'on s'est tourné. Ce savant physiologiste était dans des conditions d'étude exceptionnellement défavorables. Ses observations ont été faites sur lui-même ; la migraine dont il parle est une migraine qui l'a longtemps tourmenté. On peut bien admettre que l'individu le plus sérieux mauvais juge dans sa propre cause, est observateur médiocre dans son propre cas.

M. Dubois Reymond a donc trouvé à son hémicrânie les caractères d'une névralgie sympathique, tonique et produisant une constriction prolongée des fibres musculaires des parois des vaisseaux. Cette doctrine se concilie mal avec ce que nous savons des congestions locales, de la rougeur de la face, de l'hypérémie conjonctivale : il y a là une généralisation hâtive et par conséquent des points faibles. Comme le remarque Henschen avec une pointe de malice, ce n'est pas une raison parce qu'elle explique les particularités de la névrose de M. Dubois Reymond, pour qu'elle explique celles des migraines de tout le monde.

Möllendorf, en admettant le rôle du sympathique, l'interpréta d'une façon opposée et vit dans le processus le résultat d'une dilatation paralytique des vaisseaux.

Pour mon compte, je ne suis nullement opposé à l'idée que dans le cours d'un accès le sympathique cervical soit intéressé. La succession et la nature des phénomènes qui accompagnent la douleur, la sensibilité au niveau de ses ganglions, font involontairement songer à lui.

« Ce système, dit M. Vretlind, est à proprement parler le système trophique. On peut à l'occasion chercher de ce côté. Très souvent on se trouve en présence de cette circonstance récemment signalée : que dans les cas de myosites étendues il existe des troubles fonctionnels du côté du système nerveux et des organes internes, en même temps que des paralysies vaso-motrices, de la sensibilité au niveau des ganglions du sympathique, de telle sorte qu'il est impossible de douter que le nerf soit intéressé. Dans son électrothérapie, Benedikt donne sous la rubrique hypertrophie musculaire le cas suivant : Un homme de 30 ans se plaignait depuis deux ans de douleur et de faiblesse dans l'épaule droite, douleur et faiblesse qu'il localisait dans les os. Le deltoïde droit était sensiblement hypertrophié et tendu. Les mus-

cles grand pectoral, grand et petit rond, dentelé
antérieur et postérieur, ceux de la fesse, les
adducteurs étaient sensiblement hypertrophiés.
La face était plus rouge du côté droit que du
côté gauche, la sécrétion sudorale également
plus prononcée de ce côté ; la pupille était di-
latée et le sympathique sensible à la pression.
L'état du malade fut amélioré par la galvani-
sation ».

Je ne songe à rien nier, ni à rien réfuter
des théories émises jusqu'à ce jour ; je nie
seulement que, sauf dans des cas exceptionnels le sympathique ou le centre cilio-spinal
soient le point de départ de tout.

La migraine comprend un élément continu
insignifiant et un élément paroxystique impor-
tant. Même avec ce qu'on appelle la loi de l'é-
puisabilité, il est impossible de se rendre compte
de la chronologie. Supposons, et l'hypotèse n'est
nullement improbable, que deux crises soient séparées par un intervalle de quinze jours, on
ne saurait admettre que le nerf soit resté
épuisé, c'est-à-dire incapable de fonctionne-
ment, pendant un pareil temps. Si l'on croit à
une lésion primitive de ses fibres, il n'y a pas
d'autre moyen d'expliquer l'intermittence ;
mais il me semble plus simple et plus conforme

aux faits d'admettre en dehors des nerfs une induration de n'importe quelle nature pouvant amener une compression ou une irritation. Il devient facile de concevoir les rémissions et les poussées. Prenons un fait vulgaire et très simple :

Un corps étranger introduit dans une chaussure restera inaperçu, si son volume n'est pas considérable, tant que la personne conservera l'immobilité ; la compression et l'irritation des extrémités nerveuses n'auront lieu que pendant la marche. Les névralgies faciales de cause dentaire sont aussi fréquentes peut-être que la migraine ; elles sont comme elle paroxystiques et accompagnées de symptômes fluxionnaires du côté de la face. Quel est leur point de départ ? une dent cariée ; les lésions existaient la veille de l'accès, elles existeront le lendemain, mais elles étaient et seront tolérées. Une circonstance accidentelle légère joue le rôle de la marche ; l'excitation de la dent dénudée et mal protégée contre les influences extérieures, a son contre-coup par les extrémités du trijumeau ; la pro-sopalgie survient.

Si l'analyse impartiale et minutieuse du pro-cessus hémicrânique fait incriminer le sympa-thique, elle conduit aussi naturellement à cette idée qu'il existe sur son trajet une cause permanente d'irritation capable de produire ses effets, toutes les fois que des influences extérieures ou intra-organiques, lui viendront en aide.

Cette cause, il faut la chercher dans le voisinage, dans le tissu cellulaire sous-cutané et surtout dans les muscles. C'est probablement parce que la recherche paraît trop rationnelle et trop simple qu'on s'est gardé de la faire et qu'on a accordé une si grande importance dans l'étiologie à des organes éloignés.

« Je n'ai jamais rencontré, dit M. Wretlind, un névrologiste qui se soit demandé si la névralgie faciale et la migraine ne pouvaient point toutes les deux provenir d'une affection musculaire. Et pourquoi cela ? N'est-il pas possible que la tuméfaction ou l'inflammation d'un muscle exercent une action irritante sur les nerfs, par compression directe de filets ou bien par irradiation ? Si l'excitation du tube digestif par les vers intestinaux, une affection de l'utérus ou du foie sont capables de produire une névralgie faciale, à plus forte raison une phlegmasie des muscles de la face et du cou, le peut. »

J'ai été conduit, comme la plupart de ceux

qui se sont occupés avant moi du massage,
à examiner de plus près qu'on ne le fait ordinairement le système musculaire, et je suis
arrivé, d'induction en induction, comme
MM. Weir, Mitchell, Vretlind, Helleday, Millis
et Stoddard, à cette conclusion que très souvent
c'est une myosite limitée, imperceptible à première vue, qui cause une douleur de caractère
névralgique. Voici ce que je disais dans mon
Traité du massage, après avoir rappelé un
cas de Faye : « Ces faits sont intéressants
à coup sûr, mais il y en a d'autres dans lesquels le masseur peut intervenir plus vite et
plus sûrement ; de ceux là je puis parler en
connaissance de cause, car j'ai eu l'occasion
d'en traiter souvent dans ma pratique et d'obtenir des résultats réellement surprenants. Nous
avons vu dans le cours des myosites des accidents éloignés, des névralgies dont on ne soup-
çonnait guère le point de départ, des toux rebelles à paroxysmes. Tout cela disparaissait
quand on avait en raison de l'inflammation
primitive et très limitée. La même chose arrive
dans le cas actuel : quand vous vous trouverez
en présence d'une hemicrânie dite rhumatismale, d'une névralgie sus-orbitaire ou faciale, dont l'origine nous échappe, ne bornez

point votre examen à la région douloureuse. J'ai vu souvent et je me propose de publier quelques observations sur ce sujet, des indurations sur les bords au niveau des attaches crâniennes des muscles trapèze, splénius, plus rarement sterno-mastoïdiens ; c'était, dira-t-on une coïncidence. Nullement, la pression sur ces foyers, extrêmement douloureuse par elle-même, suffisait pour déterminer souvent un accès tout à fait semblable à ceux qu'avaient éprouvés les malades : on faisait disparaître par le massage ce foyer suspect, les paroxysmes de plus en plus rares cessèrent à leur tour.

Il est impossible d'admettre l'indépendance de manifestations aussi étroitement solidaires ; par malheur, le lien n'est pas visible. La névralgie de la tête, consécutive aux inflammations limitées des muscles de la nuque ou du cou, résulte-t-elle de propagations par les filets du grand sympathique ou du trijumeau comprimés ? Est-elle réflexe ou vaso-motrice ? nous ne saurions le dire. Peu importe ; son point de départ est connu ; c'est pour nous la meilleure indication thérapeutique ; nous ne voulons pas affirmer que la vieille méthode n'ait jamais du bon, mais dans beaucoup de cas, elle est certainement inutile ; le massage simple, tel que nous l'avons appliqué dans les affections du système musculaire, aura raison de tout, plus vite et mieux qu'elle » (p. 238-239). Nous avons donné à dessein cette citation un peu longue, malgré les répétitions et les anticipations qu'elle renferme, parce qu'elle montre bien comment depuis quelques années nous envisageons la question, parce qu'elle pose nettement le problème du traitement par le massage ; c'est pour le résoudre que nous avons entrepris le travail actuel. Avant d'en arriver à l'élimination de la dernière inconnue, résumons notre argumentation.

Nous avons essayé de démontrer : 1º Que les formes de céphalalgie décrites dans les observations qui vont suivre se rattachent bien au complexus appelé par les auteurs migraine ou hémicrânie ;

2º Que les symptômes étudiés isolément sont les mêmes dans les deux cas, qu'ils ne peuvent présenter que des différences individuelles ;

3º Que les doctrines formulées jusqu'à ce jour, suffisantes pour expliqur un certain nombre de faits ne sauraient convenir à tous : qu'il y a, au point de vue pathogénique, des hémicrânies et non une hémicrânie ;

4º Que dans la classe la plus nombreuse et

la moins connue peut-être, il y a des altérations
du voisinage des nerfs endoloris, dont la douleur est la conséquence. Ce dernier théorème
attend sa démonstration, nous allons maintenant tâcher de la faire.

CHAPITRE IV

LES MIGRAINES LES PLUS FRÉQUENTES ONT POUR CAUSE DES ALTÉRATIONS INFLAMMATOIRES DU VOISINAGE DES NERFS.

Pour se faire une idée exacte du degré de fréquence des migraines dont nous parlons, il faudrait une statistique comparative portant sur un nombre donné de cas choisis au hasard. La nôtre n'offre pas cette qualité puisqu'elle est relative à des sujets chez lesquels le massage était indiqué. Elle peut tout au plus nous renseigner sur la fréquence des indurations de telle ou telle région.

TABLEAU DES INDURATIONS RENCONTRÉES EN MÊME TEMPS QUE LA MIGRAINE.

Siége dès lésions	*N° des observations*
Insertion supérieure des muscles de la région postérieure du cou....................	1, 3, 4, 6, 12, 13, 15, 20, 22, 23, 24, 25, 26, 31.
Corps charnu et insertion inférieure des mêmes muscles....	2, 5, 7, 8, 9, 10, 11, 12, 13, 14, 16, 18,19, 22, 25, 27, 28, 29, 32.
Muscles des régions latérales antérieures et de l'épaule........	1, 2, 3, 9, 11, 16, 17, 18, 19.
Téguments du crâne...........	4, 20.
Tempes......................	1, 7, 14.
Ganglions du grand sympathique.	10, 28.

Il s'en faut du reste que j'aie été seul à observer de pareils faits ; ils sont courants à la clinique de Mezger ; presque tous ceux qui ont écrit sur le massage les ont signalés.

« Il y a souvent, dit M. Henschen, des indurations du tissu cellulaire sous-cutané, de telle sorte que la peau est moins mobile qu'à l'état normal. Il arrive même que sur le front on trouve des noyaux plus profonds, arrondis, d'une dureté cartilagineuse et d'un volume variable, de petites chaînes ou de petits cordons indurés dont la longueur varie de quelques mil-

limètres à deux centimètres. Toutes ces inégalités sont notablement plus sensibles que les
points du front.

Les lignes en question suivent la direction
des nerfs sus-orbitaires. Il n'y a que par la
comparaison avec la région symétrique qu'on
peut savoir si ces inégalités sont normales ou
pathologiques. Il est facile de se rendre compte,
par les parties auxquelles ces noyaux correspondent, par leur consistance dure, leur sensibilité à la pression, que les douleurs produites s'irradient vers le vertex en suivant la
direction des nerfs, et que les indurations ne
sont que des épaississements pathologiques
correspondant à leur trajet. Souvent on peut
même les suivre jusqu'au trou sus-orbitaire. Je
ne saurais dire si elles dépendent d'une hypérémie chronique, d'un processus inflammatoire
ordinaire dans le névrilème ou le tissu nerveux. Anstie croit que ce sont des périostites
subaiguës.

Aux tempes, j'ai rarement rencontré des altérations cutanées. La peau est mince des deux
côtés, même quand la céphalalgie est unilatérale. Au contraire, les tissus sous-jacents sont
plus épais, plus pâteux, plus sensibles du côté
de la douleur. J'ai trouvé une scrte de chaîne

à trajet vertical sensible à la pression dans quelques cas de migraine datant de longtemps ; elle correspondait à l'artère temporale superficielle.

Les altérations même graves des téguments du crâne sont, comme la chose est aisée à comprendre, très difficiles à découvrir. On trouve parfois un peu de tuméfaction aux points où la sensibilité est exagérée.

Les lésions sont encore plus rares dans la région parotido-massétérine que sur le front ou les tempes ; mais, quand elles existent, elles sont très sensibles. En comparant les points symétriques, on trouve en soulevant un repli cutané que le côté malade est plus épais, moins élastique que le côté sain. Parfois il y a un peu d'œdème. On trouve dans quelques cas une induration cartilagineuse sur le trajet du facial ; la pression à ce niveau est plus douloureuse que du côté sain ; enfin, une tuméfaction sensible au niveau du point où le nerf auriculo-temporal se dirige vers le cou, (près de l'articulation temporo-maxillaire). Ce point est alors plus sensible que le point correspondant de l'autre côté.

Les troubles trophiques de la nuque sont parfois difficiles à découvrir à la pression ;

on trouve de l'œdème au niveau des points sensibles du vertex.

Au cou, il y a des altérations difficiles à reconnaître parce que cette région est, à l'état normal, le siège d'inégalités nombreuses.

En comparant les deux côtés, on aperçoit quelquefois de la tuméfaction au niveau des points sensibles à la pression.

Il est difficile, dans beaucoup de cas, de déterminer quelles parties anatomiques répondent à ces points, s'ils correspondent aux muscles, au tissu conjonctif ou au périoste ; il est aussi laborieux de préciser de quelle nature est le processus pathologique, si l'on a affaire à de l'inflammation, de l'œdéme ou de l'hypérémie chronique ; parfois, la peau est légèrement épaissie et sensible du côté malade.

Au niveau des insertions supérieures du sterno-cleido-mastoïdien, le tissu cellulaire sous-cutané présente un peu de tuméfaction. Les parties similaires de la face, sauf la région qui entoure les yeux, ne sont ordinairement le siège d'aucune altération trophique.

Ceci conduit à conclure que ces troubles sont l'origine même de la migraine. Dans une de nos observations, le premier accès fut marqué par un frisson, le nerf sus-orbitaire resta tuméfié et douloureux ; dans un autre cas que j'ai eu l'occasion d'observer chez un syphilitique, on trouva le même trouble.

Ces anomalies ont toujours été reconnues au moment des accès ; une malade s'aperçut à cette occasion, qu'elle avait des indurations dans les deux tempes ; une fut découverte sur la nuque ; j'ai pu noter que chez ce sujet la peau était notablement œdématiée. Nous ne saurions dire si tout dépend d'une phlegmasie subaiguë, d'un œdème brusque ou d'une hypérémie accidentelle. Les troubles observés se répartissent de la manière suivante :

	Observés	Absents	de nature incertaine	Passés inaperçus
Front....	108 fois	2	4	26
Tempes	90	2	3	45
Région pariétale.	7	1	2	130
Joues	53	3	4	80
Nuque	45	7	1	87

Les proportions de M. Henschen diffèrent sensiblement des nôtres, de même que son interprétation. Deux faits restent incontestables : la présence de lésions dans la région douloureuse ; l'existence de modifications au moment des accès permettant de juger qu'il existe entre elles et ceux-ci une relation de causalité. Pourquoi un phénomène objectif si simple, si facile à constater a-t-il été noté rarement ? Pourquoi la plupart des névrologistes s'en sont-ils peu occupés ? Cela tient aux doctrines antérieures, à la croyance que la migraine était une névrose, que le système nerveux central était seul intéressé, qu'il l'était d'une façon insignifiante et passagère, de telle sorte qu'un examen local destiné à mettre en évidence les causes de l'affection, devait fatalement rester sans résultat. E. Vretlind fait sous ce rapport des réflexions d'une parfaite justesse.

« On ne doit jamais, dit-il, entreprendre un traitement sans avoir fait au préalable un examen soigneux de la tête. On ne comprend pas pourquoi, quand à la moindre douleur du thorax ou de l'abdomen, on fait une exploration locale suffisante, le médecin s'en dispenserait pour la tête.

.... Il est généralement admis que dans les affections rhumatoïdes des muscles, on doit rencontrer de la difficulté des mouvements et des douleurs spontanées de ces mêmes muscles, ce qui fait qu'on examine trop vite et trop superficiellement. Il n'y a rien de plus inexact que l'idée qu'un trouble fonctionnel doit toujours être observé au point malade. Les muscles sont peu sensibles, en dehors de leur sens propre ; c'est-à-dire relativement aux mouvements et à la douleur. Chacun sait qu'à la suite d'une amputation, on peut pincer leur corps charnu sans que le malade en ait conscience. De grosses tumeurs peuvent se développer au dehors ou dans leur épaisseur sans produire de troubles sérieux. A plus forte raison une tuméfaction rhumatismale peut-elle être supportée sans difficulté. Beaucoup de faits montrent que le rhumatisme ne produit guère que la première fois qu'il touche les muscles des accidents capables de causer de la douleur et de sérieux troubles fonctionnels. Lorsque des altérations organiques se développent, le malade s'y habitue et les supporte sans en avoir conscience, à moins qu'une circonstance accidentelle n'augmente les troubles de la circulation ou de la nutrition dans le muscle ou les organes qui en dépendent. »

En rapprochant, comme le veut Vretlind, ce qui se passe à la nuque de ce qui se passe dans d'autres régions, nous retrouverons partout cette loi clinique que la myosite aiguë ou subaiguë est une affection insidieuse dont le malade n'a conscience que quand il met en jeu les muscles intéressés.

Helleday rapporte l'observation d'un individu qui s'aperçut en faisant de l'escrime, qu'il ne pouvait plus lever son bras gauche et se mettre en garde ; il n'avait éprouvé auparavant aucune douleur dans le membre [1]. La portion dorsale du deltoïde, le rhomboïde et quelques parties du trapèze étaient le siège d'une induration. « C'est une chose courante, dit cet auteur, que des douleurs spontanées puissent manquer dans la myosite rhumatismale au point même du mal ; il est absolument nécessaire de l'indiquer pour en découvrir la vraie nature. Un certain nombre de cas sont parfois rangés sous un autre nom. Qu'il nous suffise de rappeler que certains individus supposés rhumatisants, se portant bien une grande partie de l'année, sont toujours préparés à subir leur attaque quand vient la saison froide et humide. Cette attaque porte sur les mêmes muscles et les mêmes articulations ; les malades y sont si bien habitués qu'ils les considèrent comme des baromètres. Ces parties sont pourtant altérées dans la période

1. *Om myositis chronica rheumatica*. Nord. med. Arkiv. 1876.

3.

d'indolence comme au moment de l'attaque ; seulement quand on les examine on ne
trouve ni douleur, ni symptômes d'aucune
sorte. »

Le même auteur regarde avec raison comme
insignifiants les symptômes de la myosite tant
que les muscles intéressés ne sont pas soumis
au travail. Lorsque tous les autres phénomènes
font défaut, dit-il, le travail ne manque presque jamais de produire une sensation de fatigue
que le malade ne peut localiser ; sensation
assez prononcée, pour rendre à peu près impossible l'usage du membre. Alors surviennent
des douleurs périphériques, qui peuvent in-
duire en erreur quand *on n'examine pas l'état
des muscles.*

J'ai souligné à dessein ces derniers mots, dit
Wretlind, qui commente le cas, parce qu'ils me
permettent d'en venir exactement où je vou-
lais. Je pense que beaucoup de migraines, dites
rhumatismales ou nerveuses, dépendent de la
myosite chronique ou sont en relation avec
elle. Cette myosite n'intéresse pas exclusivement les muscles de la tête ; elle peut porter
encore sur ceux du cou et de la nuque, et
même des épaules. La connexion est ordinairement méconnue parce qu'on ne les examine

pas. Si j'en crois mon expérience, les muscles
en question sont souvent le siège de foyers de
tuméfaction plus ou moins durs. Les plus im-
portants sous ce rapport sont les trapèzes, surtout à leurs points d'insertion à la nuque et à
l'omoplate, puis le splénius et les scalènes.

Tous peuvent être pris sans que le sujet se
plaigne de douleurs sur leur trajet ; sans qu'il
ait éprouvé la moindre difficulté pour les mouvements actifs. Dans les recherches, on découvre ordinairement une vive sensibilité au niveau des points malades, lorsqu'on exerce une
pression un peu forte ou, si la chose est possible,
quand on soulève le muscle et qu'on le presse
entre les doigts. Pour cela les malades doivent
élever le bras correspondant et l'appuyer sur un
objet quelconque, le dossier d'une chaise ou
d'un fauteuil par exemple, pourvu qu'il soit
plus élevé que l'aisselle, et laisser le bras tout
à fait en repos de manière que le trapèze soit
dans le relâchement, on peut alors saisir entre
les doigts son bord supérieur et sa portion
acromiale. On trouve alors, très souvent en
allant du haut en bas, de la nuque à l'omoplate, un point tuméfié, induré, plus sensible
que le reste. Dans l'élévation et le pincement
entre les doigts à ce niveau, le malade éprouve

des douleurs qui s'irradient souvent du même côté et parfois s'étendent autour de l'œil. »

Nos observations, d'accord avec celles de Henschen, de Helleday, de Vretlind, etc., nous montrent la fréquence extrême des lésions locales, et nous permettent, sans faire une induction hasardée, d'arriver à la notion de causalité que nous avons prévue.

De nombreuses migraines résultent de la présence dans le voisinage des nerfs de noyaux d'induration dépendant de myosites aiguës ou chroniques.

Ce point établi, reste à expliquer comment peuvent se produire les troubles sensitifs. Une induration du sterno-mastoïdien est suivie d'une céphalalgie frontale du côté opposé ; on a guéri des migraines en traitant des myosites limitées des scalènes ; l'anatomie ne nous fournit que des renseignements tout à fait insuffisants. Pour nous rendre compte de ces bizarreries, il faut que nous ayons présents à l'esprit un certain nombre de données de pathologie générale dont nous allons trouver l'application.

1° Outre les causes accidentelles et déterminantes, les myosites quels que soient leur forme, leur étendue et leur degré d'acuité, reconnaissent pour cause prédisposante générale, un

trouble ou plutôt une manière d'être de la nutrition qui met les muscles dans les meilleures
conditions pour que l'action du froid et de l'hu-
midité les touche : cette cause organique, c'est
le rhumatisme.

2° Les foyers inflammatoires créés sous son
influence sont sujets à des poussées, à des
exacerbations, de telle sorte que la compression
ou l'irritation qu'ils exercent sur les terminaisons nerveuses est elle-même variable.

4° Ces irritations peuvent être produites directement, c'est-à-dire par le contact du foyer
irritant avec l'élément nerveux ; ou indirecte-
ment par voie réflexe, par l'intermédiaire du
système vaso-moteur.

Les lois formulées par M. Jaccoud à propos
des névralgies, et relatives à l'excitabilité des
nerfs et à ses variations s'appliquent aussi bien
aux douleurs rhumatoïdes qu'aux névralgies [1].
Dans celles-ci le médecin trouve tout natu-
rel que le mal siège très loin du point où la
douleur est sentie. Dans les rhumatismes, il
cherche plus volontiers la lésion au point
sensible. Cela tient à ce que dans le premier
cas, la douleur suit le trajet du nerf ; tandis
que, dans le second, sa distribution est irré-

1. *Traité de pathologie interne*. Édition p. 5.

gulière ; que sa transmission se fait par des voies inconnues et cela, parce que les terminaisons nerveuses les plus fines sont intéressées ; de telle sorte qu'il est difficile de suivre toujours leur distribution. Il n'en est pas moins vrai que la loi d'irradiation est applicable ici comme dans les névralgies, bien qu'on le méconnaisse.

Il est possible, mais peu probable, qu'il y ait des cas de rhumatisme chronique à la suite desquels on ne trouve aucune lésion après la mort. Mais il est invraisemblable qu'alors même il n'existe pas d'altération pendant la vie. On sait que le rhumatisme aigu ou chronique produit une tuméfaction des ligaments et des tendons avec épanchement dans les gaînes et les capsules articulaires. Pourquoi n'y aurait-il pas de l'épanchement dans le tissu musculaire, lors même qu'il serait moins palpable dans les cas aigus. Depuis quelques années, les masseurs ont démontré que cet épanchement se fait dans le rhumatisme chronique ; que beaucoup de cas, auxquels on donne ce nom, mériteraient mieux celui de myosites. On trouve alors des lésions à l'autopsie. Il y a longtemps que Froriep et Virchow ont vu les fibres musculaires remplacées par du tissu conjonctif. Dans la pseudo-hypertrophie des muscles, la prolifération porte sur ce tissu, tandis que les fibres musculaires sont en dégénérescence graisseuse. Brüger cite un cas dans lequel une partie des muscles du cou avaient subi une inflammation parenchymateuse ; l'hypertrophie musculaire n'est autre chose qu'une forme grave et avancée de la myosite chronique[1].

Vogel a trouvé dans certains cas de rhumatisme chronique des épaisissements et des adhérences du névrilème.

On ne pourrait pas expliquer les douleurs intermittentes et fugaces du rhumatisme musculaire dans ses formes légères, simplement par la pression, la congestion et l'œdème de la gaîne du nerf. Comme cette pression varie d'après le travail du muscle et qu'elle s'exerce tout à fait différemment sur les fibres nerveuses, on peut se rendre compte sans difficulté, de cette manière, du caractère capricieux et irrégulier des douleurs rhumatismales chroniques. Il suffit alors pour comprendre les irrégularités, de se souvenir que l'irritation permanente d'un nerf cause une douleur non pas continue, mais

1. *Deutsches Archiv. f. Klin. médizin* XXIV, 200.

intermittente à cause de l'épuisement de son excitabilité.

Une première explication nous est donc fournie par le caractère même de l'exsudat inflammatoire et les poussées qui surviennent de ce côté ; dans toute cette exposition, nous avons eu constamment en vue une irritation directe et des irradiations douloureuses.

Dans le cas de Helleday, le mal avait son point de départ dans la nuque et pouvait tenir à la compression du petit nerf occipital par la portion tuméfiée du splénius. Si une névralgie suit plus ou moins exactement les divisions du trijumeau, bien que la tuméfaction ait son siège dans les trapèzes et les scalènes, il devient impossible de l'expliquer par une compression directe des nerfs, déterminée par les indurations musculaires. Il me paraît cependant qu'il existe une connexion entre l'un et l'autre, parce que la mise en jeu des muscles intéressés détermine des douleurs sur le trajet du trijumeau, et que l'amélioration de leur état amène une diminution ou même une guérison de la névralgie. Leurs altérations peuvent, dans ces cas, produire d'après mon opinion, la céphalalgie de deux manières, et la migraine ou la névralgie faciale.

L'une d'elles est *l'irradiation*, soit par l'intermédiaire des centres nerveux, soit au moyen de voies de conduction périphériques que nous ne connaissons pas. Je ne veux hasarder aucune hypothèse au sujet des premiers ; je laisse ce soin aux physiologistes. Pour les secondes, je me borne à rappeler que le nerf sympathique, qui envoie, avec les vaisseaux sanguins, des ramifications dans tous les muscles, ramifications qui accompagnent les autres gros filets nerveux, peut servir de conducteur.

Le trijumeau s'anastomose avec le sympathique par les nerfs vidiens ; le nerf vidien superficiel vient du maxillaire supérieur, tandis que le nerf vidien profond vient du maxillaire inférieur.

On peut trouver dans d'autres territoires d'autres voies d'irradiation.

Uno Helleday rapporte dans une de ses observations qu'un malade ayant de la raideur et de la sensibilité à la pression vers la hanche, se plaignait, en même temps, d'une douleur violente au niveau des malléoles et sur la face externe de la jambe. J'ai noté quelquefois, dit-il, que le massage du moyen fessier, au niveau de son insertion à l'apophyse *crista galli*, fait disparaître ces douleurs éloignées ; ce fut le cas ; il me paraît probable que celles .de la malléole et du mollet observées chez notre sujet avaient pour origine, un état morbide des muscles.

L'autre manière d'après laquelle on peut s'expliquer le développement de la migraine à la suite de la tuméfaction des muscles du cou et de l'épaule, consiste à l'attribuer aux *troubles circulatoires* qui se développent parfois dans ces muscles ; ils retentissent sur la vascularisation de la tête, et produisent la stase ou l'œdème ; ce qui explique une céphalalgie persistante.

On sait par divers exemples connus que l'œdème peut se montrer à la suite de myosites chroniques dans les parties périphériques. Je me rappelle deux malades que j'ai eu l'occasion d'observer chez lesquels survint une infiltration douloureuse des mains qui n'avait pas d'autre cause qu'une tuméfaction sensible des muscles des bras et des aisselles.

Lorsque le cours du sang veineux ou de la lymphe hors de la tête est entravé à la nuque ou à l'épaule, ce trouble peut être compensé par une dilatation des vaisseaux collatéraux, et il peut arriver qu'on ne trouve dans ces circonstances favorables aucune trace de la maladie. Un effort corporel plus prononcé que d'habitude, une violente émotion psychique, une digestion pénible, des désordres menstruels, une affection accidentelle, produisent parfois une exagération du travail du cœur suffisante pour que les enveloppes du cerveau ou les téguments du crâne ne puissent se débarrasser du sang veineux dont le cours est entravé ; il s'établit une stase suivie de la compression des terminaisons nerveuses de la tête, et des réactions douloureuses seront produites dans une zone ou dans l'autre.

Il nous paraît difficile de pousser plus loin l'analyse et de dire quel mécanisme est surtout fréquent. Si toutefois on voulait hasarder une hypothèse, on serait tenté d'accorder le rôle prédominant aux vaso-moteurs dans les migraines congestives qui s'accompagnent de rougeur de la face et de la conjonctive, de photophobie et d'hypersécrétion lacrymale.

Discutons une derniére opinion dont nous avons tenu peu de compte et qui, si elle était vraie, suffirait pour mettre à néant notre argumentation. Elle a été défendue avec beaucoup de conviction et de talent par M. Henschen.

« Une question se pose tout naturellement à propos des troubles de nutrition, dit-il. Sont-ils primitifs ou secondaires? Produisent-ils la migraine ou bien en sont-ils la conséquence? C'est là un des problèmes les plus ardus qui se rattachent à sa pathogénie. Les observations renfermées dans ma statistique m'ont conduit à cette conviction que le symptôme migraine, n'est pas dans la plupart des cas une maladie *sui generis*, mais une névralgie des branches céphaliques du trijumeau et des nerfs occipitaux; cette névralgie est de cause rhumatismale et dépend d'un processus chronique inflammatoire.

» Dans une partie des cas on ne peut démontrer ni épaississement des nerfs ni qu'une perinévrite produise la migraine; l'analogie est pourtant en faveur de cette opinion, car, à la suite des attaques graves, il y a des épaississements sur leur trajet. Un autre argument est basé sur l'amélioration qu'apporte le massage dans les cas invétérés.

» Si on conçoit ainsi la migraine, la signification des troubles trophiques est de peu d'importance. Les accès résultent d'une exacerbation du processus. Chacun d'eux est appelé, par la fatigue, les émotions psychiques, la menstruation, etc. Dans les nerfs qui sont pris lors de la migraine, on trouve toujours un état d'excitation consécutif à l'inflammation chronique.

» Les malades n'en ont pas conscience, même lorsqu'elle est forte. Survienne une circonstance étrangère qui détermine des efforts suivis de dépression et d'un état d'anémie marqué, cet état produit une hyperesthésie des nerfs déjà malades, et même du sensorium; son résultat comme celui de l'état d'excitation, c'est un accès de migraine.

» Si l'on accepte cette explication, pour le symptôme douloureux, c'est-à-dire l'accès, il est difficile de trouver les causes aux phénomènes vaso-moteurs et sécréteurs qui le suivent, si on ne les regarde pas comme une conséquence de l'irritation qui produit une altération temporaire de la nutrition nerveuse. L'accès d'hémicrânie de cause psychique peut être considéré comme réflexe. »

Tout ce que nous avons dit jusqu'à présent, montre que l'opinion de M. Henschen n'est pas la nôtre; que nous considérons comme une cause ce qu'il regarde, lui, comme un effet.

Sous ce rapport, nous avons l'analogie pour nous.

Dans toutes les régions on trouve des indurations inflammatoires capables de produire des névralgies rebelles aboutissant à des troubles sérieux de la nutrition.

Il nous paraît intéressant de rappeler ici un exemple emprunté à la pratique de Mezger et que nous avons déjà donné ailleurs : il ne s'agit même pas d'accidents douloureux plus ou moins comparables à la migraine ; tout se passe dans la sphère de la nutrition et du mouvement et l'on croit à une paralysie d'origine centrale ; il faut avouer que les accidents présentés par le malade, avant qu'il arrivât chez Mezger, concordaient avec ce diagnostic. Le point de départ de tout, était non une induration inflammatoire d'un muscle, mais une altération ancienne de la synoviale du genou. « Nous avons été vivement frappés, disent MM. Berghmann et Helleday, du premier cas de cette nature que nous avons eu l'occasion de voir. Il s'agissait d'un vieillard qui souffrait, depuis trois mois, d'une faiblesse de la jambe droite ; celle-ci avait peu à peu augmenté, de telle sorte qu'après une courte marche il devait s'arrêter ; il lui était même presque impossible de monter les escaliers. Pas de douleurs, mais un sentiment constant de fatigue dans la jambe. Pas de traumatisme ni d'affection aiguë des articulations; il a vu de nombreux médecins, les uns lui ont dit que c'était une affection rhumatoïde, les autres que c'étaient des accidents nerveux. Une fois on diagnostiqua une parésie des muscles de la jambe consécutive à une spondylite guérie depuis longtemps. Quand Mezger fit l'examen, il ne trouva pas la moindre anomalie sur la colonne vertébrale. Les muscles de la jambe intéressée étaient en voie d'atrophie et la température était un peu plus basse que du côté sain; les articulations coxo-fémorale et tibio-tarsienne ne présentaient rien d'anormal. Les mouvements actifs et passifs du genou n'étaient pas limités, il n'y avait pas d'épanchement et leurs contours étaient réguliers. Tout à coup Mezger mit le doigt sur un point parfaitement limité de la rotule.

« C'est là, dit-il, et en effet, le malade poussa un cri de douleur. On diagnostiqua une synovite chronique circonscrite, et la flaccidité des muscles de la jambe fut attribuée à un trouble de nutrition consécutif à une immobilité relative et de longue durée. Après quatre semaines de massage, il ne restait plus qu'un peu de fatigue en montant les escaliers. »[1].

1. Norström, *Du Massage*, p. 107, 108.

Le traitement, avons-nous besoin de le dire, s'adressa surtout à l'affection de la synoviale. On trouve à chaque instant des exemples analogues ; des irradiations douloureuses du côté du bras suivent des myosites chroniques de l'épaule et de la nuque ; on observe une sciatique rebelle à la suite de foyers d'induration dans les muscles sacro-lombaires.

Le même fait se produit dans presque tous les organes. Les affections mammaires, que Heineke appelait en 1821, mastodynies nerveuses[1], et que Coles[2] et Astley Cooper[3] décrivaient plus tard sous le nom générique de maladie irritable, tiennent, comme l'a démontré plus tard M. Rufz de Lavison, à la présence dans les seins de petits noyaux d'induration. Or, la névralgie en question a tous les caractères de la migraine ; elle est comme elle capricieuse rebelle, paroxystique ; personne absolument n'a songé à faire des indurations un trouble de nutrition produit par une névrose primitive. Il n'est même pas nécessaire d'aller aussi loin. Prenons la prosopalgie dans sa forme ordinaire : quelle est la plus fréquente de ses causes ? Une

---

1. *De mastodynia nervosa*, Th. de Berlin, 1821.
2. *On surgical anatomy*, p. 128.
3. *Arch. gén. de médecine*, 1843 t. iii, p. 79 et suiv.

affection dentaire ; presque toujours on guérit définitivement les névralgies en faisant disparaître les dents cariées ou les mauvaises racines.

Si donc nous tenons compte du vieil aphorisme : *Naturam morborum ostendunt curationes*, nous serons toujours conduits à admettre que 'induration sous-cutanée ou musculaire est une cause, non un effet ; c'est d'elle surtout que nous nous occupons et, quand nous réussissons à la faire disparaître, nous sommes à peu près certain que les accidents douloureux n'ont plus longtemps à persister.

En adoptant une doctrine diamétralement opposée à celle de M. Henschen, nous ne voulons cependant pas rejeter toutes les considérations qu'il expose, déclarer fausses toutes ses remarques. Reportons-nous pour simplifier les choses au premier accès d'hémicrânie ; supposons même qu'au lieu d'un développement lent et insidieux, la maladie présente un début brusque ; que du jour au lendemain on se trouve, suivant qu'on est avant ou après l'ictus, dans la période de santé parfaite ou dans la période de maladie confirmée ; nous admettons volontiers que la cause générale qui produit la myosite est capable de produire un accès de névralgie ; mais s'il ne reste pas de reliquat inflammatoire, il sera unique ; probablement même n'aura jamais le caractère d'un paroxysme vrai.

Je ne nie pas non plus qu'il puisse se faire des névrites secondaires ; que la tuméfaction œdémateuse du névrilème donne lieu à des indurations sur le trajet des nerfs. Il serait absolument extraordinaire qu'une pareille éventualité ne se produisît jamais. Si nous revenons aux causes dentaires, nous verrons que des névralgies sous-orbitaires qui ont débuté, à la suite de fluxions dentaires persistent après que les soins les plus rationnels et les plus méticuleux ont été donnés à la bouche ; que la distension, ou la névrotomie sont impuissantes pour les guérir. C'est qu'alors au lieu de troubles passagers, le nerf a éprouvé une lésion vraie et persistante ; c'est qu'il est inflammé et comprimé sur un point de son parcours.

Cette circonstance exrêmement rare ne modifie en rien les principes de notre traitement. Ce traitement préconisé d'abord par Mezger, défendu avec énergie par ses élèves, répond à l'induration causale. C'est sur les *foyers d'induration que le massage doit porter*. Il nous paraît inutile de revenir sur le manuel opératoire ; nous l'avons donné ailleurs. On nous a reproché durement sa simplicité ; on a même dit que jamais on n'avait écrit rien de plus faible sur la matière. Je ne pouvais cependant pas préconiser des procédés dont je ne me suis pas servi ; je ne pouvais pas, par amour de l'art, compliquer les manœuvres, puisque malgré leur extrême simplicité, elles m'ont donné des résultats satisfaisants. En poussant un peu plus loin ce raisonnement on arriverait à conclure que les méthodes les plus compliquées sont les meilleures et pour peu qu'on voulût passer de la théorie à la pratique, il serait juste et légitime de ramener la pharmacologie aux médicaments et aux confections arabes.

Dans l'espèce, il faut donc faire porter le massage tel que l'applique Mezger, tel que je le fais moi-même, sur les noyaux d'induration ; on ne peut y arriver que si l'on prend rigoureusement les précautions recommandées par Vretlind, si l'on explore à plusieurs reprises toutes les régions de la nuque, le cuir chevelu et même la face. Ce procédé n'a, on le voit, rien de commun avec les méthodes anciennes dans lesquelles le massage était appliqué seulement *loco dolenti*[1].

Nous n'avons pas l'intention de faire ici de longues considérations sur l'application du traite-

1. Nous faisons ici allusion aux procédés gymnastiques dans

ment ; nos observations en disent plus que tout ce que nous pourrions ajouter. Notons toutefois qu'il faut, si l'on veut être certain du succès, une qualité fondamentale, la persévérance. Un mois ou deux de résultats incomplets ne doivent point décourager ; d'autant mieux que souvent le malade interrompt son traitement ; il ne faut point l'entreprendre à la légère et sans conviction. Parfois les patients viennent vous trouver sur le conseil de quelqu'un de leur famille ou de leurs amis, mais ils sont médiocrement confiants ; ils agissent par condescendance plutôt que par raisonnement. Comment concevoir en effet, qu'une névralgie datant parfois de l'enfance, contre laquelle ont échoué les médicaments les plus énergiques pourra céder à de simples frictions ? Les paysans attribueraient la guérison aux vertus merveilleuses du corps gras dont on enduit les tissus pour faire le massage ; malgré leur naïveté bien connue relativement aux choses de la médecine, les gens de la ville sont moins crédules et se rendent en général bien compte du procédé.

Plus un cas est ancien, plus il faut d'énergie et de persévérance ; les conditîons les plus défavo-

lesquels l'exercice et le massage des muscles, en totalité, occupent la plus grande place.

rables se présentent chez les syphilitiques ; il est alors presque impossible d'obtenir quelque chose d'avatageux avec le massage seul.

Ces inconvénients ne prouvent rien contre la méthode ; les meilleures comptent à leur passif des insuccès. Ceux-ci sont d'autant moins nombreux que les indications ont été mieux saisies ; or, les saisir et y répondre, c'est le rôle du spécialiste.

OBSERVATIONS [1]

OBSERVATION 1.

Céphalalgie diffuse. Noyaux d'induration du temporal gauche du trapèze, des scalènes. — Accès fréquents. — Massage. Guérison.

Mme M... 44 *ans* souffre *depuis* 15 *ans de maux* de tête très pénibles ; ces maux de tête qui ont plutôt diminué depuis deux ou trois ans, augmentent lors des changements de temps ; le vent ou l'air froid les exaspèrent : une veillée un peu prolongée suffit pour produire un accès ; le retard dans les repas, le séjour dans un milieu à température élevée, ont le même résultat. Lorsque l'accès *débute le matin,* il augmente peu à peu et atteint *son paroxysme dans le cours de la journée* ; lorsqu'il débute à une heure avancée de l'après-midi, il empêche a malade de s'endormir, le repos au lit la soulage ordinairement. L'attaque dure *parfois deux ou trois jours ; elle est suivie de pesanteur de tête.* La douleur est sourde, limitée à la *région temporale* ; rien dans la nuque, ni le reste de la tête. Incapacité absolue du travail physique et intellectuel pendant la crise ; inappétence, parfois accidents gastriques. La malade reste immobile, évitant soigneusement les moindres mouvements de la tête qui augmentent la douleur ; ne peut pas non plus supporter la chaleur. Une compresse froide constamment renouvelée produit un peu de soulagement. Les *deux côtés sont* intéressés, mais le gauche *l'est plus for-*

1. Les observations ne portant pas de nom d'auteur me sont personnelles.

tement que le droit. Compresses d'eau sédative, bain de pied sinapisé, électricité, le tout sans résultat appréciable.

Bord postérieur du *temporal du côté gauche tuméfié* et sensible à la pression. Derrière l'apophyse mastoïde du même côté, *petite plaque quadrangulaire indurée* et très douloureuse, se continuant sans limites bien nettes avec les parties voisines. Dans le muscle *trapèze* gauche vers le milieu de *la nuque,* on trouve une partie de forme allongée présentant une certaine résistance au doigt très sensible à la pression; tuméfaction plus accentuée dans l'épaule.

A droite et sur la nuque : zône tuméfiée et également sensible au niveau *des scalènes* ; en pressant, on détermine une douleur très vive qui s'irradie dans le bras.

On commence le traitement au mois de janvier 1883. Au bout de huit jours diminution déjà très sensible de tous les accidents; après cinq semaines, guérison complète. A eu depuis le début du traitement un seul accès le sixième jour.

OBSERVATION 2 (Vretlind.)

Céphalalgie diffuse avec irradiation sus-orbitaire du côté droit. — Indurations sur l'un des scalènes et le trapèze du même coté. — Massage. Guérison.

Mme W... 21 *ans,* avait déjà très souvent des *migraines lorsqu'elle allait à l'école* ; bien que sous les autres rapports, elle fût bien portante. Depuis trois ans, cette migraine s'est localisée *du côté droit* de la tête, en s'irradiant au voisinage de *l'œil droit.* Les accès venaient toutes les semaines ou tous les *quinze jours* ; pendant l'été dernier, ils ont été beaucoup plus fréquents, presque journaliers. A ce moment la malade récemment mariée avait quitté Upsal, qu'elle habitait auparavant, pour Gotenbourg. Les douleurs commencent à chaque moment de la journée ; parfois la malade s'éveille avec elles et doit tenir le lit tout le reste du jour. *Vomissements fréquents.* Au moment de l'accès, la moitié droite de la face est *couverte de sueur* et plus froide que la gauche. La sensibilité à la lumière et au bruit est notablement augmentée. Les médecins d'Upsal ont déjà employé divers procédés de traitement, mais sans succès. L'examen fait le 1er mars montre que cette malade est de bonne santé habituelle et de bonne constitution quoique anémique. Rien d'anormal du côté du tube digestif, (grossesse au quatrième mois). Sensibilité sur les branches *du trijumeau du côté droit*, et sur les *ganglions sympathiques* du même côté. En outre, on trouve de la sensibilité avec une tuméfaction un peu molle dans le muscle *scalène moyen*, et la portion *cervicale du trapèze droit*. Dans une étendue de un pouce sur le trajet de ce muscle, épaississement de la masse musculaire comparable comme à un crayon, dureté tendineuse.

Traitement de trois mois, quatre-vingts séances de massage sur les muscles du cou et les filets nerveux sensibles à la pression. La malade éprouve de légères douleurs autour de l'œil droit quand on masse le trapèze. A partir du début du traitement, la céphalalgie diminue et, pendant toute sa durée, elle ne fut obligée de se mettre au lit que deux jours. Après qu'on l'a cessé, elle est beaucoup mieux ; elle a eu simplement pendant l'été deux jours de céphalalgie. Les foyers d'induration musculaire persistent en partie.

OBSERVATION 3.

Céphalalgie diffuse paroxystique accompagnée de douleurs dans les deux épaules. — Points douloureux au niveau des attaches supérieures des sterno-mastoïdiens et des trapèzes. Accidents du coté des yeux quand on presse sur ces points. — Massage. Guérison.

Mme S..., 25 ans, souffre depuis *l'apparition des règles* de céphalalgie paroxystique. Son frère présenterait des accidents analogues. Depuis son arrivée à Paris, il y a quatre ans, les crises sont plus fortes et plus fréquentes ; la malade n'a jamais un moment de repos absolu. La semaine dernière, crise très violente. *La colère et les autres émotions* morales vives provoquent sûrement un accès. Cette personne qui est devenue concierge il y a neuf mois a encore vu son état s'aggraver depuis ce moment. Céphalée continue très pénible à l'approche des règles. Elle est soulagée tantôt par la chaleur, tantôt par le froid. La douleur commence au niveau de la *protubérance occipitale*, elle *s'irradie vers les tempes* et est toujours plus marquée du côté gauche ; elle finit dans la nuque ; la malade a parfois du larmoiement sans rougeur des yeux. Parfois l'accès débute pendant la nuit, de telle sorte que la malade souffre déjà en se levant le matin ; les mouvements de la tête augmentant la douleur, *elle la tient ordinairement immobile et inclinée en avant,* craignant à l'extrême de tousser ou d'éternuer. Souvent les attaques sont accompagnées de vomissements ; soit pendant la crise, soit vers la fin ; pourtant l'ingestion des aliments la soulage.

L'attaque est en outre accompagnée de *bourdonnements d'oreille très pénibles, d'obnubilation de la vue.* Tant qu'elle dure, la malade n'ose même pas se peigner, tant le cuir chevelu est douloureux.

Bromure de potassium, douches, électricité ; le dernier moyen seul l'a soulagée et encore pendant très peu de temps.

On trouve une tuméfaction très nette au niveau de *l'attache supérieure du sterno-cléido-mastoïdien gauche.* Les *deux trapèzes* sont tuméfiés, douloureux à leurs points d'attache au crâne. Une pression un peu forte exercée à gauche de la *protubérance occipitale* détermine une vive douleur dans *l'œil gauche*, douleur accompagnée de larmoiement et de photophobie. La pression à droite et au point correspondant détermine des phénomènes analogues du côté de *l'œil droit*. Autre *tuméfaction* sur l'épaule droite.

Le traitement par le massage est commencé le 1er janvier 1884. Amélioration très sensible après trois séances. Les mouvements de la tête sont beaucoup plus libres et presque indolents, mais il y a toujours de la douleur dans les deux épaules, surtout dans la gauche. La durée totale du traitement fut de sept semaines avec nterruption de trois jours à l'époque des règles. Guérison.

OBSERVATION 4.

Céphalalgie paroxystique à localisations multiples. — Indurations au niveau des attaches supérieures du splénius et de l'extrémité inférieure du trapèze du côté gauche. — Manifestations rhumatoïdes diverses. — Massage. Amélioration.

Mᵐᵉ P.... 43 ans, caissière, souffre de la tête depuis environ six ans. Depuis deux ans les paroxysmes ont été un peu moins fréquents qu'auparavant et séparés par de plus longs intervalles. Ils se développent ordinairement le jour, quelquefois la nuit, et dans ce cas, ils sont assez prononcés pour réveiller la malade. Depuis deux mois ils surviennent souvent le soir et l'empêchent de s'endormir.

Le paroxysme commence par des douleurs sourdes qui deviennent peu à peu aiguës et lancinantes « comme si on lui enfonçait *des clous dans la tête*» ; cette douleur commence à la fois des deux côtés; son point de départ paraît être cependant le milieu de la nuque, elle s'irradie *vers le vertex et s'y fixe quelquefois*. Après la fin du paroxysme il reste au même niveau une *zone d'hyperesthésie* ; d'autres fois, la douleur change de place et a son maximum aux tempes, derrière les oreilles, sur le front ou les paupières supérieures. La face devient rouge, et les régions en question sont tuméfiées. Battements violents dans les tempes. Au moment de l'accès il y a des douleurs moins aiguës dans *les muscles de la nuque et les épaules*. Il lui est impossible de faire le moindre effort volontaire. Mémoire un peu affaiblie, douleurs gastriques, au moment des époques, la céphalalgie diminue au contraire. Cette malade qui habite une boutique au rcz-de-chaussée éprouve également de temps en emps des *douleurs rhumatoïdes* en différents points du corps, surtout au niveau des articulations du pied où il existe un peu d'épanchement, souffre surtout lorsque le temps se met à la pluie ou au vent. Les ennuis, les chagrins et les soucis produisent une crise ; les fatigues ont moins d'influence. Il paraît au contraire que la vie sédentaire et l'immobilité habituelle lui sont préjudiciables, elle va beaucoup mieux le dimanche lorsqu'elle peut sortir et faire une promenade plus ou moins longue à pied. Electricité sans ré-sultat, prend depuis quelque temps des pilules de Moussette à l'aconitine et à la quinine ; elles diminuent l'intensité de l'accès.

Les attaches *crâniennes du splénius* sont tuméfiées et sensibles ; une pression un peu énergique détermine une douleur qui s'irradie jusqu'au vertex ; induration allongée et du volume d'une plume d'oie dans la partie inférieure du trapèze. Les deux épaules, la gauche surtout sont très tuméfiées.

Massage commencé au mois de février 1883, continué pendant deux mois et demi (avec interruption pendant trois semaines). Amélioration très sensible et qui s'est maintenue.

<h3 style="text-align:center">Observation 5.</h3>

Céphalalgie diffuse habituelle. — Accès de céphalalgie fréquents — Induration inflammatoire sur le bord du trapèze gauche et au-dessus des apophyses mastoïdes. — Massage. Guérison.

Mme D., 32 ans, souffre depuis plusieurs années d'une céphalée habituelle, ayant de temps en temps de petits paroxysmes. Chez cette personne, qui est très impressionnable, la *fatigue*, la *contrariété*, l'*insomnie* provoquent *infailliblement* des accès. Ceux-ci sont précédés ou accompagnés de différents troubles de l'estomac, ils surviennent parfois un peu avant le moment de l'apparition des règles. Elle souffre au changement de temps sans éprouver toutefois *d'accès de céphalalgie* proprement dits. La douleur commence derrière l'oreille gauche et *s'irradie vers la tempe*, pour passer dans certains cas de l'autre côté. Au début cette malade éprouve surtout une *sensation de chaleur*, puis des *battements*. Il lui semble que ses cheveux se hérissent et s'enfoncent dans le *cuir chevelu* comme autant d'épingles. Le mal ne vient pas à heure fixe, il est en général plus fort lorsqu'il débute dans le cours de la journée, dure de 12 à 36 heures ; la nuit, le côté intéressé est si douloureux qu'elle ne peut ni le poser sur l'oreiller ni même le *toucher*. Au début de la crise le *sang est porté à la tête*, le côté gauche devient rouge, chaud, douloureux; au bout de une à deux heures, la malade devient plus pâle et la chaleur diminue. L'application de compresses d'eau froide n'est le plus souvent suivie d'aucune amélioration : les bains de pieds sinapisés ne réussissent pas mieux. A gauche *tuméfaction occupant le bord externe du trapèze* sur une étendue de plusieurs centimètres, dans le corps de ce muscle, et tout près de la *colonne vertébrale*, petit foyer très douloureux de la surface de la pulpe de l'index. A droite autre foyer symétrique et plus limité encore.

Massage ; amélioration à la suite de la première séance: guérison complète après un mois de traitement. Depuis lors, elle n'a plus rien ressenti sauf de

petites douleurs rares et très fugaces du côté intéressé.

OBSERVATION 6.

*Induration au niveau de l'insertion crânienne des trapèzes.
Céphalalgie paroxystique. Accès fréquents. Céphalalgie
diffuse. — Massage. Guérison.*

Mademoiselle N., 32 ans, se plaint depuis plusieurs
mois de *violents maux de tête*. La douleur siège *au sommet*, et plus encore à *la nuque*, surtout à droite ; de là
elle s'irradie vers *les tempes, le front, les yeux* de telle
sorte que toute la tête se trouve prise ; la malade dit
qu'elle souffre comme si on lui frappait la tête à coups
de marteau. L'accès débute souvent le matin au moment où elle se lève, souvent aussi dans le cours de la
journée, surtout lorsqu'elle est obligée de s'appliquer à
un travail physique ou intellectuel un peu pénible.
L'automne et le printemps sont les deux saisons les plus
mauvaises pour elle. C'est aussi à cette époque qu'elle
est le plus occupée ; elle n'a pas remarqué que les
changements de temps ou de température exercent aucune influence sur son état. La céphalalgie augmente
en général toute la matinée, atteint son acmé à midi et
cesse vers deux ou trois heures. *Dans l'après-midi,*
elle n'éprouve plus autre chose que de la pesanteur de
tête, mais si elle entre à ce moment dans une pièce où
la température est un peu élevée, une salle de specta-
cle par exemple, la crise reparaît ; il suffit pour provoquer un accès, qu'elle se trouve un peu trop près d'un
lustre allumé. *L'accès débute par la pesanteur des paupières,* un peu de photophobie. Parfois la flexion de la

tête en avant suffit pour provoquer une crise ; lorsque cette crise est commencée, la même position l'aggrave infailliblement ; afin de diminuer la douleur, elle reste de préférence debout ou assise sur un fauteuil. L'époque menstruelle est sans influence sur la douleur. Pendant la crise, les moindres mouvements de la tête exagèrent la douleur. Hydrothérapie et galvanisme sans résultat. Derrière les deux *apophyses mastoïdes* tuméfaction *douloureuse*, mêmes phénomènes au niveau des attaches crâniennes du trapèze gauche. Une pression exercée à ce niveau provoque un accès.

Le massage est commencé à la fin de novembre 1882. Même état après huit séances. Au bout de trois semaines, interruption de 14 jours, puis continue pendant 15 jours encore. Complètement rétablie au bout de ce temps, n'a eu depuis lors que deux accès très faibles.

OBSERVATION 7.

Céphalalgie diffuse. Foyers d'induration multiples dans le sterno-cleido-mastoïdien et le trapèze des deux côtés plus marqués à droite. Accès de céphalalgie. — Massage. Amélioration très marquée. Récidive. Même traitement. Guérison.

Madame K..., 40 ans, commence son traitement à la fin d'avril 1882. Personne très nerveuse et souffrante depuis longtemps ; il y a six ans, traitement hydrotérapique pour divers accidents nerveux ; se refroidit, prend une *polyarthrite subaiguë*, depuis lors accès périodiques de *céphalalgie*. Saison à Bade, disparition des accidents articulaires. Alla mieux pendant l'été 1881, mais à l'arrivée de l'automne, la céphalalgie revint ; le moindre refroidissement déterminait des attaques ; souvent même celles-ci survenaient sans cause connue. Chaque attaque se manifeste sous forme de douleurs violentes, comme si on la frappait à *coups de marteau à la tête* ; elle devient pâle, éprouve une vive sensation de froid ; l'œil du même côté est rouge et larmoyant. Elle obtient un peu de soulagement en exerçant une compression énergique sur la région douloureuse. Au contraire le repos et la chaleur exagèrent la douleur. Le lendemain de chaque attaque, il reste de l'engourdissement avec hypéresthésie, du cuir chevelu ; la malade n'ose même pas se peigner. Depuis quelque temps, elle a perdu beaucoup de cheveux. Eau sédative, sinapismes à la nuque, purgatifs, pillules de sulfate de quinine, etc. A cessé tout traitement ces derniers temps. Sur le trajet du sterno-cleido-mastoïdien du côté gauche et à un travers de doigt environ de l'apophyse mastoïde, on trouve une *tuméfaction* dure dont la limite inférieure assez peu nette se confond avec le tissu musculaire du voisinage. La *pression exercée* sur ce point produit une sensation extrêmement pénible. Dans le *trapèze* du même côté au niveau de l'apophyse épineuse de la dernière *vertèbre cervicale* près de la ligne *médiane du dos*, on trouve une autre tuméfaction du volume de l'extrémité du pouce : du côté opposé existe également une petite tumeur, mais elle est moins grosse et moins pénible. A droite, au-dessous de l'insertion supérieure du *sterno-cleido-mastoïdien*, sensibilité qui se prolonge dans *le splénius*.

Un peu de sensibilité et de *tuméfaction* au niveau de la partie supérieure du *temporal*.

Massage. Après 54 jours de traitement, amélioration manifeste. Au mois d'octobre, les accidents reviennent avec moins d'intensité toutefois qu'à la première attaque. Elle réclame de nouveau mes soins au mois de novembre. Un mois de traitement ; le résultat est aussi avantageux que la première fois ; j'ai eu l'occasion de la voir à plusieurs reprises, il n'y a pas eu de nouvelle récidive.

OBSERVATION 8.

Céphalalgie diffuse du côté gauche. Irradiation dans la mâchoire supérieure. Induration dans la partie supérieure du trapèze. — Massage. Guérison.

M. L. 46 ans, souffre de maux de tête *depuis 10 ans.* En 1878, rhumatisme subaigu de la *jambe,* et de *la cuisse droite* pour lequel il doit garder le lit trois mois. Bains chauds, douches, gymnastique, sans résultat. Ictère en 1880 ; à ce moment, les douleurs disparaissent. Ce malade, qui est tailleur, est souvent obligé de travailler la nuit, et de sortir trempé de sueur. A part les accidents rhumatismaux dont il a été question, il éprouve une douleur de tête continue, siégeant *principalement du côté gauche.* Accès paroxystiques une, deux, ou trois fois par semaine durant de deux à six heures. Le temps froid et humide les exagère, *bourdonnement d'oreille du côté gauche.* Depuis assez longtemps la maladie est restée stationnaire. Parfois l'attaque est si violente que le malade déclare qu'il ne sait comment il y résiste. Parfois le paroxysme ne produit qu'une sensation pénible d'engourdissement et de vertige. *Lotions à l'eau sédative,* applications *de sable chaud* (loco dolenti), bains russes. Douleur vive quand on exerce une pression sur une petite surface de deux centimètres correspondant à la région pariétale gauche. Cette douleur *s'irradie dans la mâchoire supérieure*. *On trouve* dans la partie supérieure *du trapèze* du *côté gauche* plusieurs points de tuméfaction dure plus ou moins résistante et très sensibles à la pression. Cette pressiou suffit pour provoquer une attaque. En faisant élever le bras gauche, on découvrait facilement à travers les couches superficielles *du trapèze* et dans sa portion acromiale une induration marquée du volume de *la pulpe du petit doigt*; la pression exercée à ce niveau est également très douloureuse. Le traitement par le massage est commencé au mois d'avril; guérison complète au bout de deux mois. La tuméfaction, la *céphalalgie* paroxystique, les troubles de l'audition ont complètement disparu. J'ai eu à plusieurs reprises l'occasion de revoir ce malade. Le seul symptôme qui lui resté est une douleur sourde et très-supportable à la nuque ne se manifestant du reste que lors des changements de temps.

Observation 9.

Céphalalgie diffuse. — Douleur dans l'épaule. Induration sur la partie moyenne du scalène. — Massage. Guérison.

M. N. 41 ans, grand amateur de pêche; se refroidit souvent; s'est plaint il y a trois ou quatre ans, d'une *douleur dans l'épaule* assez violente pour l'empêcher de dormir les nuits. Atteint en 1876 et en 1877 *d'un violent mal de tête*, qui cessait sans traitement au bout de deux, ou trois semaines. Depuis deux ans, les douleurs ont augmenté d'intensité. Elles surviennent surtout le matin,

lorsque le malade sort ; elles sont parfois assez violentes pour lui faire craindre une syncope. Au début,
la douleur siège à droite, puis elle fait place à une sensation d'engourdissement occupant toute la tête. Les paroxysmes sont séparés par des intervalles de plusieurs semaines, depuis quelque temps la malade éprouve en
outre une douleur sourde et *continue dans toute* la partie
supérieure de l'épaule. Elle présenterait même des paroxysmes correspondant à ceux de la céphalalgie et les
précédant un peu. Les accès se développent sous l'influence de différentes causes, entre autres les efforts
intellectuels, l'irrégularité dans les repas. *L'exercice pro-
voquant* la *transpiration* le soulage. Cet homme a éprouvé
en outre *un lambago* et une sciatique légère. Séjour à
Luchon l'été dernier ; amélioration de courte durée.
Courants continus pendant trois mois sans plus de résultat. Rien sur la voûte crânienne ; *vers la nuque induration musculaire* de la forme et du volume d'une *plume
d'oie*, longue de un centimètre et correspondant à la
partie *médiane du scalène*.

D'une dureté presque cartilagineuse, elle est très
sensible à la pression. Cette douleur s'irradie vers l'é-
paule du même côté. Une autre tuméfaction également
limitée occupe le bord supérieur du *scalène* et une partie de son épaisseur.

Traitement commencé au mois de mars 1881, et suivi
irrégulièrement pendant trois semaines. Au bout de
cinq semaines, amélioration sensible. Accès moins fréquents et moins intenses. Au bout de neuf semaines, le
malade ne sent rien ; le mieux s'est maintenu. Il
a simplement éprouvé dans le cours du printemps dernier quelques douleurs vagues très supportables d'ail-

leurs dans la tête, douleurs ne ressemblant en rien aux paroxysmes qu'il éprouvait avant le traitement.

OBSERVATION 10.

Céphalalgie diffuse. Plaque sensible sur le pariétal gauche. Sensibilité au niveau des ganglions du sympathique. Tuméfaction du trapèze et du splénius. — Massage. Guérison.

A. V., commerçant, 49 ans, a eu autrefois du catarrhe gastrique. Se plaint, depuis 7 ans de difficulté pour respirer, avec diminution des forces. S'est trouvé bien de la gymnastique-médicale et d'une saison à une station d'eaux. Fort et bien constitué encore aujourd'hui. Souffre surtout pendant l'automne et le printemps de douleurs rhumatoïdes, surtout de céphalalgie. Bien que tous les hivers, le malade fasse de la gymnastique médicale, il n'a pas obtenu d'amélioration. Cette douleur a le caractère contusif, le malade ne sait trop si elle siège plutôt à l'intérieur qu'à l'extérieur de la tête ; mais elle est beaucoup plus violente à droite. Les efforts intellectuels l'augmentent, elle est toujours moindre le dimanche, jour où le malade ne s'occupe pas de ses affaires. Elle est plus forte quand il est assis que quand il marche, lorsqu'il a froid et qu'il est un peu constipé qu'à un autre moment ; il est rare toutefois que la douleur persiste assez longtemps pour que le malade soit obligé de cesser son travail. A l'examen de la tête rien d'anormal et on ne trouve nulle part de sensibilité sauf sur une petite surface d'un pouce carré sur son pariétal gauche, pas de tuméfaction.

Un peu de sensibilité du côté droit au niveau des ganglions du sympathique. Le trapèze et les splénius sont tuméfiés et sensibles au niveau de leur insertion supérieure. Ces muscles sont sensiblement plus pris à gauche qu'à droite. Massage, dix neuf séances en février, 16 séances en mars, vingt-deux séances en mai. Traitement suivi très irrégulièrement; la tuméfaction musculaire, persiste seulement en partie ; céphalalgie disparue; le malade a cependant eu une légère exacerbation.

OBSERVATION 11.

Céphalalgie diffuse. Tuméfaction d'un scalène du côté droit et du trapèze. — Massage. Guérison.

M. B. J., 45 ans, souffre depuis 3 ans de céphalalgies pénibles et contusives. Depuis l'année dernière se plaint en outre de bourdonnements dans l'oreille gauche en même temps d'un peu de surdité d'un côté ; n'entend pas le tic tac d'une montre de ce côté. Depuis quelque temps, douleurs dans les épaules.

A l'examen, on ne trouve aucune trace de maladie dans le cuir chevelu, mais le scalène moyen droit est le siége d'une tuméfaction résistante ; on trouve une autre tuméfaction de même caractère dans la portion acromiale du trapèze.

Après douze séances de massage, la douleur est sensiblement atténuée, le bourdonnement et la surdité de l'oreille gauche diminuent également. Lorsqu'il cesse son traitement après 22 séances, peut entendre le tic tac d'une montre placée à 1 pouce de l'oreille. Les bourdonnements disparaissent peu à peu ; la guérison persiste.

5.

OBSERVATION 12.

Céphalalgie pariétale sus-orbitaire. Point douloureux sous-mastoïdien du côté gauche. Induration du bord externe du trapèze. — Massage. Amélioration marquée.

Mme L., 38 ans, sujette aux migraines *depuis 12 ans*. Pendant les 8 premières années, ces migraines ont eu un caractère violent; *depuis 4 ans*, elles sont un peu plus légères. Les attaques sont irrégulières depuis 3 ans. Sont provoquées surtout par le froid humide. La malade souffre ordinairement *moins pendant l'été*; un coup de vent suffit pour déterminer une crise; les déplacements, les voyages surtout ont le même résultat. La douleur commence au niveau de la tempe droite et s'étend rapidement vers le front, *le vertex et la nuque*; arrivée là elle remonte à gauche vers le sommet de la tête, le front et la tempe. Cette douleur est violente, la malade croit, dit-elle, que sa tête *se fend*; soubresauts musculaires, nausées, vomissements un peu plus tard suivis d'un soulagement marqué et de la fin de l'accès. Pendant tout ce temps, elle est très pâle, sa face est couverte d'une sueur froide. Le pouls est accéléré, les paupières deviennent lourdes, les yeux rouges, elle ne peut supporter le jour, de sorte qu'on est obligé de baisser le rideau. L'ouïe devient tellement sensible que la malade ne peut supporter le moindre bruit, et entend de très loin une conversation même à voix basse. Parfois la *mémoire s'altère* et la *malade oublie* ce qu'elle vient de dire. La tête est tellement sensible que la malade redoutant de la pose^r sur un oreiller, reste debout pendant toute la durée de l'accès; elle se couche seulement quand elle est épuisée par la fatigue. La chaleur appliquée *directement sur la tête* la soulage un peu. L'accès dure ordinairement 24 heures, parfois 48 ou même 72. Dans ce cas, il consiste surtout en une sensation continuelle et très pénible de pesanteur, interrompue par de véritables douleurs. Est un peu soulagée par *l'ingestion d'une tasse de café noir*. Le chloral, avantageux au début, est aujourd'hui sans effet. Depuis quelque temps prend une préparation morphinée. Electricité sans effet, a retiré quelque avantage du séjour dans diverses stations balnaires, à Néris, Aix-les-Bains, etc. A droite, tuméfaction *douloureuse des attaches crâniennes* du trapèze et *du splénius*. En suivant de haut en bas le bord du trapèze, on trouve vers la partie inférieure de sa portion cervicale une région plus indurée. Dans le voisinage un *ganglion est tuméfié* et douloureux à la *pression*. De l'autre côté il n'y a qu'un peu de sensibilité au-dessous de l'apophyse mastoïde. Traitement par le massage commencé au mois de septembre 1883.

Au bout d'un mois, légère amélioration ; à ce moment, la malade est obligée de l'interrompre et de partir pour la campagne. Je ne puis la revoir que vers la fin de novembre ; traitement repris à ce moment. Après deux mois (interruption de 15 jours pendant cet intervalle) amélioration très marquée, accès plus rares et limités à la région sus-orbitaire ; même dans cette région, la douleur est beaucoup moins vive qu'avant le traitement. Cette amélioration s'est maintenue ainsi que l'indique une lettre que m'écrivait récemment d'Angleterre cette malade.

OBSERVATION 13.

Céphalalgie pariétale avec irradiations dans les régions sus-orbitaires et les paupières. Point douloureux sous-mastoïdien à gauche. Induration du bord externe du trapèze du même coté. — Massage. Guérison.

Mme C., 40 ans, a toujours eu des *migraines* extrêmement pénibles. Ses deux sœurs en sont elles-mêmes atteintes. Les accès se succèdent à intervalles tout à fait irréguliers ; ces migraines ont toutefois diminué un peu de violence depuis 3 ans. Les accès surviennent ordinairement sous l'influence d'impressions morales ; cependant la *fatigue et le grand air* en déterminent quelquefois. Lorsqu'elle quitte Paris pour la campagne, elle est sûre d'avoir un accès qui dure deux ou trois jours. L'attention soutenue, portée sur un objet, appelle presque toujours une crise ; la malade est sûre d'en avoir une si elle examine attentivement un tableau dans un musée. Le mal siége d'abord au sommet de la tête, puis gagne les régions sus-orbitaires *des deux côtés, parfois les paupières*. La tête est lourde, la malade déclare qu'elle a de la peine à la porter. *Le cuir chevelu devient le siège d'une telle sensibilité* qu'elle n'ose même pas toucher à ses cheveux ; *obnubilation de la vue*, a comme un brouillard devant les yeux, douleur sourde continue avec troubles de l'idéation ; la malade répond à tort et à travers aux questions qu'on lui adresse. La face est pâle ; en général, la crise se termine après une nuit de sommeil. L'ingestion des aliments est suivie d'amélioration ; cette amélioration n'est que passagère et le mal s'aggrave après le repas. La grande chaleur et l'approche de l'orage agissent défavorablement sur son état. Parfois, la douleur cesse brusquement et fait place à de l'embarras gastrique.

Accès fréquents à l'approche de la menstruation ; les compresses d'eau froide la soulagent. Douches froides, bromure de potassium sans grand résultat. Nous trouvons derrière *l'apophyse mastoïde* sur un point qui n'est pas plus grand que la *pulpe du petit doigt*, une surface *extrêmement* douloureuse à la *pression* ; cette pression suffit pour *provoquer une crise douloureuse*. Sur le bord externe du trapèze du même côté autre point tuméfié et résistant. A gauche, un peu de sensibilité au dessous de l'apophyse mastoïde. Traitement commencé au mois de septembre 1883, deux fois interrompu ; la première fois pendant cinq semaines, la seconde pendant trois. A la fin du traitement, la petite *induration* signalée plus haut persiste, mais malgré cela, la malade se déclare complètement guérie. Je l'ai rencontrée l'été dernier, le mieux persistait, la tête est un peu lourde de temps en temps, mais elle n'a plus d'accès.

OBSERVATION 14.

Céphalalgie pariétale du côté gauche. Douleur sourde continue dans la nuque. Foyer d'induration au niveau du temporal gauche. Infiltration étendue sur le trajet des trapèzes. — Massage. Guérison.

M. M. 24 ans. Jamais de douleurs rhumatoïdes, souffre seulement de *migraines violentes* depuis 6 ans. La douleur siégeait surtout dans la *région frontale* ; elle était peu tenace ; depuis lors, il a eu de nouveaux accès à des intervalles irréguliers, parfois assez longs, plusieurs mois. Ces accès étaient plus fréquents au printemps, on n'a cependant pas remarqué qu'il existât entre eux et la température ou l'état de l'atmosphère aucune relation. Depuis l'automne de l'année 1880, la douleur s'est déplacée, elle *occupe ordinairement* le *sommet* de la tête. Parfois ce malade éprouve dans la région de la *nuque* une sensation particulière se rapprochant plutôt de la gêne que d'une véritable douleur. En même temps le jeune malade est devenu irritable, le *moindre bruit l'agace*. La douleur du vertex présente des paroxysmes unilatéraux avec engourdissement du côté correspondant, c'est-à-dire à gauche ; cet *engourdissement s'étend aux membres supérieur et inférieur;* il persiste pendant deux ou trois jours. Au point douloureux, la tête est plus chaude qu'ailleurs. Le malade éprouve une sensation qu'il compare à celle que produirait de l'eau très chaude ou bouillante versée sur ce point ; les veillées, le travail intellectuel produisent presque sûrement des paroxysmes, accompagnés de nausées calmées par l'ingestion des aliments. On ne trouve à l'examen du cuir chevelu par le toucher qu'un petit foyer d'induration du diamètre de la pulpe de l'index, correspondant à la région temporale du côté gauche. Au contraire, les deux *muscles trapèzes* sont le siège d'une infiltration marquée, manifeste surtout au niveau de leur *attache supérieure*. Le traitement par le massage est commencé au mois de mai 1882. Amélioration déjà sensible au bout de 6 jours. Guérison au bout de 30 jours.

Observation 15.

Céphalalgie pariéto-frontale. Induration sous-mastoïdienne. — Massage. Amélioration. Interruption du traitement. Récidive. Amélioration persistante après un nouveau traitement.

Mme M..., 30 ans, *hémicrânie droite* depuis dix ans, plus rarement *hémicrânie gauche*, les accès se développent de préférence dans certaines saisons ; elles arrivent presque toujours lorsqu'elle s'est exposée *au vent* ainsi qu'à l'approche d'un orage ; les travaux de couture ou de tricot un peu longs provoquent souvent des accès, de même que l'*approche des règles* ; la fixation un peu longue d'un même objet. C'est en général, vers cinq heures du soir que l'accès débute, elle se plaint d'abord d'un malaise général qui peu à peu fait place à une céphalée sourde au début. Puis la douleur toujours sourde *se fixa vers le sommet de la tête*, puis s'étend *vers le front*, les *tempes* et les *yeux*. C'est à ce niveau qu'elle est la plus vive. La malade tient involontairement la tête dans ses mains, parfois le *globe* de l'œil de ses doigts ; elle éprouve même un certain soulagement. La figure prend une teinte jaune pâle, et la malade fait son possible pour ne pas imprimer à la tête le moindre mouvement. Ne peut dormir la nuit qu'à l'aide du chloral. Le lendemain la douleur persiste, elle est même plus intense que la veille et dure toute la journée. Cette personne a malgré tout bon appétit, l'ingestion des aliments ne produit ni amélioration ni exacerbation. Le froid ou la chaleur n'ont aucune influence sur elle. Après l'accès, affaissement général, les jambes fléchissent ; les yeux sont cernés, les traits allongés ; la tête devenue absolument indolente. Les moyens ordinaires (hydrotérapie, galvanisme, caféine, aconitine sont tous restés sans résultat). Les purgations ne réussissent pas mieux.

Tuméfaction au *niveau* des attaches crâniennes du *splénius* du *coté droit*, surtout derrière *l'apophyse mastoide* ; ce point est très sensible à la pression. La douleur *s'irradie vers le front*. Massage. Au bout de cinq semaines, la malade se croyant guérie abandonne le traitement. Une récidive l'oblige à revenir au bout de six semaines, nouveau traitement de cinq semaines. A ce moment, amélioration très marquée. Le mieux continuait au bout de six mois, cette malade n'avait eu que deux accès correspondant à l'époque des règles.

OBSERVATION 16.

Céphalalgie pariéto-frontale. Noyaux d'induration dans le trapèze et les muscles de l'épaule. — Massage. Guérison.

Mme Gr. M. 33 ans, souffre depuis longtemps de céphalalgies très pénibles ; on les a mises *sur le compte d'une affection chronique de l'utérus* dont cette personne est atteinte depuis longtemps. Depuis dix-huit mois, les accès sont devenus un peu plus rares. L'accès qui débute le matin dure quelques heures et cesse graduellement. Il commence par une sensation de *pesanteur* siégeant à la partie *supérieure de la nuque* (sur les limites du cuir chevelu) puis s'étend vers le *sommet de la tête*, tandis qu'elle cesse à la nuque ; de là, elle gagne le *front, les tempes de l'un et l'autre coté*. C'est souvent vers la fin que la crise est le plus pénible ; elle est accompa-

gnée de nausées sans vomissements ; la face devient
rouge, tuméfiée ; puis pâle au dernier moment. La malade ne peut rester en place au moment de l'accès. Eau
sédative, bromure de potassium, électricité (faradisation)
sans résultat ; les douches en pluie la soulagent. La
douleur est plus sourde ; le mouvement des voitures
suffit pour provoquer un accès, de même que les changements de temps ; la constipation et les troubles digestifs ont le même résultat.

Tuméfaction des deux côtés au niveau des *attaches du
splénius au crâne ; tuméfaction et sensibilité du trapèze*
dans son tiers *supérieur* au voisinage de l'épine dorsale.
L'épaule gauche est très tuméfiée.

Traitement commencé au mois d'octobre 1883. Au
bout d'une quinzaine de jours amélioration marquée.
On continue malgré tout le traitement pendant quelque
temps. Guérison complète, pas de récidive.

OBSERVATION 17.

*Céphalalgie pariéto-frontale. Indurations en plusieurs points
des trapèzes. — Massage. Guérison.*

Mme P. 25 ans, anémique. La céphalalgie, d'abord peu
intense, a augmenté progressivement depuis deux ans,
elle est à peine tolérable. Au printemps de l'année dernière, elle consent à passer quelques semaines à Paris,
et a vu son état s'améliorer légèrement. Il ne s'écoule
ordinairement pas plus de huit jours entre les accès :
ceux-ci arrivent à n'importe quelle heure de la journée ;
lorsque la malade peut dormir, le sommeil ne fait pas
cesser la crise qui reparaît le lendemain matin avec *la
même intensité* qu'auparavant.

Parfois celle-ci débute brusquement, d'autres fois il y a *d'abord une céphalée sourde gravative* qui augmente peu à peu. Le maximum correspond *au vertex;* de là, la douleur s'étend vers les tempes et le front où elle est plus sourde ; parfois elle se limite au sommet.

Les émotions morales, la menstruation, les troubles digestifs suffisent pour appeler des accès; amélioration par le froid, la chaleur, la marche. En arrière de *l'apophyse mastoïde droite* et correspondant aux insertions *crâniennes du trapèze,* on trouve un petit *point induré* très douloureux à la pression ; la douleur provoquée de cette manière s'irradie dans les directions indiquées plus haut. A gauche, autre point d'induration dans le 1/3 inférieur du trapèze.

Massage commencé vers la fin du janvier 1882. Amélioration déjà sensible au bout de huit jours, guérison complète au bout de cinq semaines. Je l'ai revue au commencement de 1884, la guérison s'était maintenue.

Observation 18 (Vretlind)

Céphalalgie pariétale paroxystique: Induration d'un scalène du côté droit. Mêmes phénomènes sur le trapèze, ganglion sterno-mastoïdien pris. — Massage. Amélioration.

Mme W. 35 ans, souffre depuis l'enfance; douleur devenue sensiblement plus forte depuis quelques années; ordinairement elle a son siège au milieu de la région *pariétale.* C'est dans ces conditions qu'elle est la plus légère ; souvent aussi elle intéresse la moitié droite de la tête, mais elle est alors si intense que la malade doit se mettre au lit, incapable de se livrer à aucune occupation, par suite de *vomissements* et de *spasmes de différents muscles.* Tous les moyens employés jusqu'à ce jour ont été inutiles. Comme *la mère de cette personne souffrait elle-même* de migraine, on considéra l'affection comme héréditaire et incurable.

Dans ces conditions on l'amena très difficilement à consulter un spécialiste dans le cours d'une saison balnéaire. Celui-ci aurait, d'après le dire de la malade, trouvé une tuméfaction sensible *des muscles du cou,* du côté droit, en même temps qu'un *ganglion sympathique* du même côté était également douloureux. Ces parties furent traitées par le massage pendant quelques semaines : à son grand étonnement la malade obtint une amélioration sensible, les migraines sont moins intenses et moins fréquentes.

Cette malade vient trouver M. Wretlind pour la continuation du traitement à la fin du mois de septembre de la même année. On trouve *le scalène moyen du côté droit* encore dur et douloureux, de même que le bord supérieur *du trapèze droit.* Ce dernier était au début du traitement par le massage tuméfié, dur et sensible. Au niveau du bord postérieur du *sterno-cleido-mastoïdien* à deux pouces de son insertion supérieure, *ganglion lymphatique* du volume d'une noisette. Ces parties sont massées trois fois par semaine pendant deux mois. Dans cet intervalle, le malade a des migraines à peu près une fois par mois. Elles ne sont cependant nullement comparables à ce qu'elles étaient auparavant

Observation 19

Céphalalgie débutant par une douleur sous-mastoïdienne qui s'irradie dans les régions pariétale et frontale. Induration dans le corps du trapèze gauche et des scalènes. — Massage. Amélioration.

Mme L. 37 ans, souffre depuis longtemps de *migraines violentes*. Pendant l'enfance, les accès arrivaient irrégulièrement, mais n'avaient pas tous la même durée. Depuis lors ces accès, au contraire, auraient duré environ trois jours, et seraient survenus assez régulièrement deux fois par semaine. Le plus souvent ils débutent *le matin* peu de temps après que la malade s'est éveillée ; il est rare que la malade en éprouve dans le cours de la journée et surtout le soir. Dans ce cas, ils sont accompagnés de fièvre. Depuis le mois d'octobre, la céphalalgie est devenue irrégulière, la malade n'est prise de ses douleurs que sous l'influence de causes occasionnelles ; de la fatigue surtout. Lorsqu'elle fait un voyage un peu long, elle ne manque jamais d'avoir son mal de tête, soit dans le cours du voyage, soit à la fin. Parfois la menstruation provoque un accès, de même que le changement de temps. Quand la douleur arrive pendant le jour, elle apparaît brusquement, *commence derrière l'oreille gauche, s'irradie jusqu'au sommet de la tête, descend sur le front* et les tempes. De caractère sourd, elle s'accompagne d'une chaleur parfois brûlante de la tête. La tempe et le voisinage du front deviennent rouges et sont sillonnés de petites veines.

Le cuir chevelu est extrêmement sensible au toucher ; la malade n'ose se peigner, souvent l'accès s'accompagne de baillements, de renvois, beaucoup plus rare-

ment de nausées ou de vomissements. Lorsqu'il y en a,
ils durent parfois plusieurs heures et ne soulagent nullement la malade ; la chaleur ou le froid produisent
tantôt des atténuations tantôt des exacerbations. D'une
façon générale, la malade préfère garder le repos. Elle
fait tout son possible pour ne pas dormir pendant les
crises, parce qu'elles sont beaucoup plus fortes et
presque intolérables au réveil ; l'ingestion des aliments,
au lieu de la calmer, est suivie de nausées et de vomissements. La malade a pris de la quinine, elle s'est purgée,
a fait de l'hydrotérapie ; toutes ces médications n'ont
produit qu'un soulagement temporaire.

Tuméfaction très sensible de la partie supérieure *du
trapèze* ; autre induration étendue et très résistante dans
le scaléne du côté gauche. Rien à droite, sauf un peu
d'empâtement correspondant au milieu du trapèze.

Le traitement commencé au milieu du mois de septembre amène une notable amélioration. Les accès sont
moins nombreux et se terminent plus vite; la malade est
revenue me trouver au mois d'avril 1884, ne va plus
aussi bien depuis quelque temps. Nouveau traitement
de trois semaines, suivi d'une amélioration encore plus
marquée que la première fois ; cette amélioration persiste encore aujourd'hui (janvier 1885)

OBSERVATION 20.

*Céphalalgie fronto-pariétale paroxystique. Induration au ni-
veau de l'attache crânienne gauche du trapèze. Sensibilité
sur la bosse pariétale gauche. — Massage. Guérison.*

M. A. 34 ans, souffre depuis 6 à 7 ans de migraines ;
elles sont violentes et ordinaires surtout au printemps.

à ce moment, il ne peut pas, dit-il, tourner la tête. L'accès débute à n'importe quelle heure de la journée ; mais disparaît toujours le soir. *Au printemps dernier* il a eu pendant une quinzaine de jours des crises à peu près quotidiennes. La tête devient chaude, la figure rouge, les *douleurs sont profondes*, le malade croit qu'elles siègent dans le cerveau, elles s'accompagnent d'une sensation de ballottement très désagréable. Cette douleur, sourde d'abord, s'aggrave et devient aiguë au moindre mouvement, de telle sorte que le malade tient ordinairement la tête raide et immobile. Les *efforts de toux provoquent des douleurs intolérables ; les troubles gastriques, l'exposition au vent* et surtout au froid ont le même résultat ; pourtant lorsqu'il fait beau, le malade est beaucoup mieux à l'air libre qu'enfermé.

Cette douleur a son siège au *sommet de la tête* des deux côtés, ainsi, que *dans le front et la paupière*. Elle s'accompagne de difficultés pour ouvrir l'œil, probablement de troubles du corps vitré ; le malade *voit des objets même dans le champ visuel*. De temps en temps, nausées.

Partie tuméfiée et indolorée à gauche derrière l'apophyse mastoïde à droite, au niveau de l'attache du trapèze au crâne. Hydrotérapie sans résultat ; le seul procédé qui la soulage est l'inhalation de petites doses de chloroforme ; sur la bosse pariétale gauche, petite surface sensible à la pression.

Massage commencé vers le 15 mars 1883. Guérison après six semaines de traitement ; au bout de deux mois, la guérison s'était maintenue.

OBRERVATION 21.

*Céphalalgie fronto-pariétale paroxystique. Indurations sous-
mastoïdiennes et dans le corps du trapèze. — Massage. Amélioration prononcée.*

Mme E. 30 ans, personne amaigrie et très nerveuse.
*Céphalalgie depuis l'âge de 16 ans, époque de l'apparition
de la menstruation.* Depuis six mois, diminution spontanée des douleurs. Il y a ordinairement deux accès par
semaine, à moins que d'autres ne soient provoqués pour
des causes accidentelles. *L'époque des règles* est marquée
par des accès plus fréquents que toute autre.

Dans ces cas, chacun d'eux peut durer jusqu'à trois
jours. Le siège de la douleur est le sommet de la tête,
le front et les tempes ; dans les accès menstruels elle
siège exclusivement sur le *front et les paupières ;* dans
ce cas, elle est aiguë et lancinante ; du reste, plus sourde
qu'à un autre moment. L'accès porte tantôt sur un côté,
tantôt sur l'autre ; il débute à n'importe quelle heure
de la journée et cesse lorsque la malade s'endort ; la
durée est un peu plus longue au *moment des règles.*
Souvent la malade est réveillée au milieu de la nuit par
la douleur, la tête devient chaude ou brûlante, mais la
face reste pâle. Les contrariétés, la faim, provoquent des
paroxysmes, que l'ingestion d'aliments ne calme pas.
Elle souffre si elle boit un verre d'un vin un peu capiteux.
Le *grand air, le séjour à la campagne* ne font qu'aggraver
les crises. Les compresses *d'eau froide appliquées* sur la
tête la soulagent. Absorbé, sans amélioration notable,
de grandes quantités de fer et de bromure de potassium.
On trouve *derrière l'apophyse mastoïde gauche* un point tu-

méfié et sensible ; puis un autre dans le muscle temporal gauche, un troisième un peu moins marqué dans le droit.

Au milieu de la nuque et correspondant au trapèze du côté droit, deux *points durs et tuméfiés* ; un autre *au niveau de l'épaule* du même côté. Le traitement irrégulièrement suivi et interrompu plusieurs fois pendant quelques jours, a conduit à une amélioration marquée après 52 séances. Au mois de janvier 1885, elle n'avait eu depuis la fin du traitement que 4 accès.

OBSERVATION 22.

Céphalalgie fronto-pariétale. Migraine invétérée débutant par des douleurs orbitaires, et s'irradiant d'avant en arrière jusqu'à l'occiput. Tuméfaction dure au niveau de l'attache supérieure du trapèze et dans sa portion inférieure. — Massage. Guérison.

Mme C. 36 *ans*, sujette aux *migraines depuis l'enfance.* Ces migraines sont devenues plus fréquentes *et plus graves* depuis l'époque de *l'apparition des règles :* c'est surtout entre 20 et 30 ans que cette aggravation a été marquée. Elle vient souvent deux fois par mois et dure 4 à 5 jours. Depuis le printemps de 1883, cette malade habite la campagne ; or, la migraine est revenue depuis ce moment avec plus d'intensité qu'auparavant Lorsque je la vis pour la première fois, son mal avait été depuis une quinzaine de jours presque continuel ; c'est à peine si elle avait eu quelques courtes pauses de répit. En *se levant,* la malade éprouve les premières atteintes de l'attaque ; le mal augmente graduellement et atteint son acmé *vers une heure ;* il conserve la même intensité 2 *heures* environ ; à ce moment *les nausées* qui durent pendant la dernière partie de la crise, sont suivies *de vomissements*, puis le mal se calme. En général il est encore assez fort le soir pour empêcher cette personne de dormir. Pendant les 15 derniers jours, la douleur a repris le lendemain matin et suivi la même marche que la veille. C'est *surtout à gauche* que la *malade* souffre ; peu à peu la douleur passe du côté droit ; elle débute par la *région orbitaire*, puis envahit le *front*, la *tempe*, le sommet *de la tête* et la *région occipitale* et descend *jusque vers la nuque où elle s'arrête*. A ce moment, la malade est pâle, ses yeux sont rouges et larmoyants ; photophobie ; le bruit des conversations, la fatigue lui est presque insupportable. En général reste assise sans mouvement ; les douleurs sont également exagérées par la chaleur et le froid. Anorexie. L'ingestion même d'une petite quantité d'aliments est rapidement suivie de vomissements. La crise se termine par de la pesanteur de tête et des bourdonnements d'oreille analogues à ceux que produisent des doses élevées de sulfate de quinine. Le cuir chevelu est sensible au toucher, les yeux sont cernés et gardent pendant deux jours un aspect d'abattement frappant. La malade exposée plus au froid pendant l'automne que pendant toute autre saison, en souffre plus souvent et plus fortement dans cette saison qu'à une autre époque de l'année. Troubles gastro-intestinaux, tantôt sous forme de diarrhée, tantôt sous forme de constipation. Le voyage en chemin de fer, le séjour dans un milieu renfermant beaucoup de monde produisent également des crises. L'action des émotions morales, des chagrins, est encore plus manifeste. Souffre ordinairement

6

un ou deux jours avant l'apparition des règles, l'accès se continue un ou deux jours après. A essayé sans résultat différents médicaments, particulièrcment la quinine. Hydrotérapie, gymnastique, séjour dans plusieurs stations thermales, sans plus d'avantage. Elle ne trouvait un peu de soulagement qu'à l'aide de doses élevées de bromure de potassium.

A gauche, tuméfaction très accusée et très résistante du muscle sterno-mastoïdien, au niveau de son attache supérieure ; cette tuméfaction présente à peu près le volume de la pulpe de l'index. En exerçant une pression sur elle, on provoque une douleur violente dans l'œil correspondant, comme si on le transperçait avec une flèche, dit la malade. Tuméfaction plus étendue, mais moin[s] dure dans la portion cervicale du trapèze (au milieu). A l'épaule on trouve une autre partie dure, douloureuse quand on presse légèrement entre les doigts la portion inférieure du même muscle. A droite, sensibilité à la pression derrière l'apophyse mastoïde se continuant en partie le long de l'attache du splénius.

Massage. Amélioration sensible dès la première séance. Accès le matin du 5e jour qui suit le début du traitement. Au moment où cette malade vient à ma consultation, cet accès est précisément à son maximum. Séance du massage comme d'habitude. A la fin de la séance, amélioration sensible ; la douleur a perdu son caractère d'acuité et la malade ne se plaint plus que d'une sensation d'engourdissement généralisée. Celle-ci disparut même complétement au bout d'une demi-heure. La malade a passé une bonne nuit. Pendant les 7 semaines du traitement, deux accès très légers dont le massage eut raison comme la première fois. Toutes les causes qui jusque là avaient provoqué les paroxysmes sont maintenant sans influence.

OBSERVATION 23.

Céphalalgie fronto-pariétale du côté gauche. Induration douloureuse au niveau des attaches supérieures du splénius et du trapèze. — Massage. Guérison.

Mme E..., 32 ans, de constitution chétive. Elle a depuis longtemps des maux de tête ; mais les accès, d'ailleurs assez rares, étaient légers et ne l'empêchaient point de travailler. Il y a deux ans *à la suite d'un chagrin violent* que lui causa la perte d'un enfant, ces accès changèrent de caractère et prirent celui qu'ils ont actuellement. Depuis quinze jours, n'est presque jamais exempte de douleur. Chaque accès arrive à la suite de troubles *gastro-intestinaux, particulièrement de constipation* Souvent, une demi-heure environ après le repas, la tête devient rouge, chaude, pesante et la douleur commence. Elle siège sur le *vertex*, s'irradie *vers le front* et les yeux, présente dès le début son maximum d'intensité et reste pendant toute la durée de l'accès plus vive à gauche.

Elle est sourde, profonde ; la malade dit que *quelque chose lui bout* dans la tête. Sensibilité assez vive du cuir chevelu pour qu'il soit impossible à la malade de se peigner. *Depuis un an les cheveux sont tombés. Nausées sans vomissements.* Obtient un certain soulagement en comprimant énergiquemant la tête entre les deux mains; se sent un peu mieux pendant le repos absolu.

Est soulagée également quand on ouvre la fenêtre. Quand l'accès arrive le soir, la malade ne peut s'endormir ; il dure en général de deux à trois heures et disparaît graduellement. Ne s'endort que vers le matin épuisée par la fatigue, lorsqu'elle s'éveille, le mal est aussi violent qu'au moment où elle s'est endormie.

Les paroxysmes sont surtout pénibles à l'époque des règles (la malade est atteinte depuis cinq à six ans d'une affection utérine dont elle souffre beaucoup). Elle supporte mal le froid, surtout le froid humide, l'orage, les variations thermiques, la fatigue et l'insomnie.

Inappétence presque absolue pendant l'accès. Eau sédative, bains de pieds sinapisés qui la soulagent pendant huit à dix minutes. Les purgatifs sont presque tous sans effet. L'attache du *splénius au crâne* du côté gauche est tuméfiée et douloureuse. On trouve une autre tuméfaction correspondant à la partie moyenne du trapèze à la nuque ; cette tuméfaction est pourtant moins résistante et moins sensible au toucher que la première. En exerçant une pression en arrière de l'apophyse mastoïde, au niveau d'un des points douloureux indiqués plus haut, on provoque une douleur étendue, moins violente toutefois au point comprimé qu'au sommet de la tête et dans la région sus-orbitaire. Au début, la sensation éprouvée par la malade est une sensation de tension ; elle déclare qu'elle ressent quelque chose comme si une *ficelle était étendue dans la région* et violemment tirée. La pression sur les autres parties indiquées de la nuque, provoque des *douleurs qui s'irradient* vers le sommet du crâne, et *parfois du côté de l'œil*. Massage. Après la première séance, la malade accuse déjà du soulagement, elle éprouve dans toute la tête une sensation d'engourdissement peu pénible ; au bout de douze jours les douleurs ont disparu et la malade peut dormir sans difficulté. Toutefois, elle souffre toujours le matin ; ce n'est qu'une huitaine de jours plus tard que la douleur commence à s'atténuer d'une manière sensible à ce moment. La première fois que les règles apparaissent depuis le traitement elles ne sont accompagnées d'aucune douleur du côté de la tête. Guérison complète au bout de six semaines. La guérison s'est maintenue.

OBSERVATION 24.

Céphalalgie occipitale avec induration pariéto-frontale. Indurations inflammatoires de plusieurs muscles de la nuque. Massage. Amélioration.

M. D..., 35 ans. Migraines depuis seize ans. Au début et jusque vers 1884, accès survenant régulièrement tous les huit jours. La *crise durait en général* quatorze heures, cessait le soir au moment où il se couchait ; elle cessait également quand il pouvait dormir deux ou trois heures dans la journée. Les émotions, le changement d'air, le travail cérébral, l'embarras gastrique, l'approche de l'orage, suffisaient pour provoquer un accès. Depuis deux ans, le mal de tête est stationnaire. Les deux côtés sont atteints au même degré, la douleur commence quelquefois vers la nuque, monte vers les sommet de la tête et de là s'irradie *vers le front* et les *paupières supérieures*. Il y a en même temps des *battements* des tempes ; la face devient *pâle et froide*. Au moment des accès, le bruit d'une conversation, détermine de sérieuses exacerbations. Parfois l'action du froid le soulage.

Je vois pour la première fois ce malade au commencement de décembre 1882. Il a fait une saison à Vichy

6.

et s'en est bien trouvé, mais la durée de l'amélioration a été courte. Deux points sensibles à la pression situés en arrière et au-dessous des apophyses mastoïdes séparées par un intervalle sain et peu étendu. *A droite petite zone* extrêmement douloureuse à la pression. Induration du volume d'un *petit pois*, légèrement élevée au-dessus de la surface cutanée ; elle ressemble à un ganglion *induré et immobile*, siège dans le *scalène médian*. A gauche, un peu de tuméfaction en arrière de *l'apophyse mastoïde*. Douleur très vive à la pression. Cesse le traitement par le massage au bout de six semaines ; à ce moment la tuméfaction principale a diminué de volume et est devenue moins dure qu'au début. Les accès sont rares et insignifiants ; le malade est très satisfait de l'amélioration obtenue. Je l'ai revu au mois d'octobre 1883, l'amélioration continuait.

OBSERVATION 25.

Céphalalgie temporo-frontale. Violentes douleurs intra-oculaires au moment des accès. Points douloureux sous l'apophyse mastoïde. Foyer d'induration dans la partie inférieure du trapèze. — Massage. Amélioration.

Mme R.-S., 29 ans, souffre depuis sept à huit ans de migraines très pénibles. Croit qu'il y a dans cette affection *quelque chose d'héréditaire*, car sa *mère en a été atteinte* à peu près au même âge. Depuis deux ou trois ans, cette névrose s'est notablement aggravée. Accès irréguliers. Dans ces derniers temps, cinq à six par mois ; survenant le plus souvent sans cause appréciable. Le séjour dans une pièce contenant beaucoup de monde les provoque infailliblement ; surtout à l'époque des règles.

La douleur siège dans le front, la tempe et l'œil droit ; souvent la douleur survient pendant la nuit, elle est assez forte pour réveiller la malade. C'est sourtout dans l'œil que la douleur est vive ; elle est lancinante, persistante, il semble à la malade que *l'œil est violemment repoussé de l'orbite,* le sommeil fait disparaître ordinairement l'accès. Dans quelque cas pourtant elle se réveille avec la migraine qui dure alors une grande partie de la journée. La moindre pression sur les points intéressés est extrèmement pénible ; l'œil devient rouge et pleure, il y a en outre des battements dans le côté malade. Lorsque l'accès touche à sa fin, il y a des *tiraillements douloureux* ; après la crise la malade éprouve un vif besoin de sommeil. Bromure de potassium à hautes doses ; fer, eaux minérales, le tout sans amélioration appréciable.

Traitement par le massage commencé au milieu du mois de février 1885. En exerçant une pression forte sur un endroit très teinté et gros comme la pulpe d'un doigt en arrière de l'apophyse mastoïde droite, la malade pousse un cri de douleur et a conscience de l'approche d'un accès. Dans la *partie inférieure du trapèze,* on trouve une partie dure, résistante à la pression de forme allongée et traversant obliquement le muscle ; en la saisissant avec les doigts on provoque une douleur qui s'irradie dans tout le bras correspondant. Massage continu pendant deux mois, l'induration persiste en partie ; malgré tout, la malade est très satisfaite du résultat obtenu. Les accès ont disparu, et la douleur qu'elle éprouve dans la tête est beaucoup moins fréquente.

OBSERVATION 26.

Céphalalgie temporo-frontale. Tuméfaction au niveau des attaches crâniennes du splénius. — Massage. Guérison.

Mme S., 28 ans, souffre de *migraine depuis l'enfance ;* quelques années plus tard, les migraines furent un peu moins fortes : au lieu des accès ordinaires, elle eut des douleurs irrégulièrement réparties dans toute la tête. Cet état s'est sensiblement aggravé à la suite d'un séjour de 4 ans dans le midi ; elle souffre surtout, dit-elle, quand le *mistral souffle.* La douleur a, depuis cette époque, changé de caractère et s'est limitée au côté gauche ; *cette douleur a son siège dans la tempe,* la *région sus-orbitaire,* la *paupière supérieure* et même dans l'intérieur de l'œil. Elle passe d'un endroit à l'autre et est surtout intense lorsqu'elle siège dans cette dernière région. Les douleurs *débutent à n'importe quelle heure de la journée.* Elles sont ordinairement sourdes, mais plus intenses à l'époque des règles, avant et surtout après, ne durent pas plus d'un jour. Au moment de l'accès, la malade devient pâle ; sa tête est très sensible, elle n'ose pas la remuer. Se couche et maintient autant que possible la tête couverte ; le bruit d'une *conversation la fatigue* et *l'agace ;* une lecture un peu longue suffit pour *provoquer les douleurs ;* le grand air, l'examen d'une étoffe *ou d'un tableau* à teintes un peu vives ont le même résultat. L'ingestion des aliments la soulage ; s'il arrive au contraire que l'accès se présente à la suite des repas, il a un redoublement d'intensité ; il passe beaucoup plus vite que dans les circonstances ordinaires. Les purgatifs produisent un soulagement temporaire. A gauche, au-dessous de l'apophyse mastoïde et au niveau de l'attache *crânienne du splénius*, on trouve un point tuméfié, dur et douloureux à la pression ; autre foyer d'induration du même côté correspondant à *la portion cervicale du trapèze*. Traitement par le massage commencé au mois de janvier 1883. Amélioration sensible au bout de quinze jours ; guérison après six semaines. J'ai revu cette malade deux mois plus tard, la guérison persistait.

OBSERVATION 27.

Céphalalgie temporo-frontale. Induration légère du trapèze (portion cervicale). — Massage. Guérison.

Mme T., caissière, exposée souvent aux courants d'air pendant son travail. En 1879, *arthrite chronique* des deux genoux ; guérison après six semaines de traitement par le massage. Elle souffre, dit-elle, de *migraines fréquentes* depuis l'âge de 18 ans. La douleur qui commence au niveau *de la tempe gauche* s'étend de là dans toute la *région frontale*. L'approche des accès est annoncée par une tendance marquée au sommeil. L'accès est extrêmement pénible ; elle a, dit-elle, la sensation d'une lance tranchante qu'on *enfoncerait dans les os du crâne*. Tuméfaction palpébrale, rougeur des conjonctives, *larmoiement* et *photophobie*, elle aurait même quelquefois, la nuit, des accès qui pourtant ne la réveillent pas. En général, ceux-ci atteignent leur maximum d'intensité vers 10 à 11 heures du matin, puis diminuent et cessent vers 5 heures du soir. Souvent un intervalle de plusieurs semaines s'écoule entre deux paroxysmes. Elle n'a pas remarqué que l'état de l'atmosphère ou la saison exerçassent aucune influence sur son mal. Seulement, les accès sont d'autant plus violents qu'ils sont plus éloignés. Il y a toujours un peu de pesanteur de tête pendant les intervalles. Menstruation régulière et sans influence appréciable sur l'apparition des paroxysmes ou leur intensité ; elle croit cependant qu'ils sont un peu moins pénibles lorsqu'ils arrivent peu de temps après une menstruation abondante. Cette personne a pris plusieurs fois, sans avantage, des doses élevées de quinine. Rien d'anormal sur la voûte crânienne. A la nuque, petite *induration* sur le bord externe *du trapèze*. En exerçant une pression un peu forte, on détermine une sensation générale analogue à celle qui précède ordinairement les attaques.

Le traitement par le massage est commencé le 6 novembre 1881. Au bout de quelques jours, menstruation et accès. On interrompt la médication ; six semaines après qu'elle a été reprise, l'induration musculaire a disparu ; la malade, qui n'a plus eu de paroxysmes, n'éprouve plus sa pesanteur habituelle de tête.

OBSERVATION 28.

Céphalalgie occipitale. Tuméfaction légère du trapèze. Sensibilité à la pression des ganglions du sympathique.

Mme L., 43 ans, souffre *depuis l'enfance* de migraines presque journalières. Elle a été tranquille seulement pendant un ou deux ans, vers l'âge de 18 à 20 ans. A ce moment, les bains de pieds chauds et l'infusion de camomille suffisaient pour faire cesser une attaque. La céphalalgie est sourde, contusive, mobile, siège *sur la région occipitale* vers la ligne médiane, en même temps sur les moitiés droite et gauche de la tête, autour de l'orbite ; elle est plus prononcée pendant l'automne et surtout lorsque le vent souffle. La douleur est augmentée par *les veilles* (la malade est couturière de son état), par le bruit, mais elle est diminuée par les laxatifs. Cette douleur est souvent assez vive pour obliger la malade à interrompre son travail et à se mettre au lit pendant quelques heures. Quand la douleur est très vive, elle éprouve en même temps une sensation de *chaleur dans la téte*.

Au moment où l'auteur l'examine pour la première fois, le 26 février, il ne trouve rien d'anormal sur la voûte cranienne. Les *gauglions sympathiques cervicaux* sont sensibles des deux côtés ; *tuméfaction* résistante et très étendue des deux trapèzes, en deux endroits presque symétriques, près d'insertions supérieures. Le massage portant sur ces parties provoque *des douleurs pariétales*.

La malade est traitée par le massage ; 38 séances.

La douleur diminue sensiblement, elle a maintenant plusieurs jours de suite des intervalles de repos absolu. Cependant les muscles ne sont pas encore complètement revenus à l'état normal et il sera nécessaire de continuer encore le traitement.

OBSERVATION 29. (Vretlind)

Céphalalgie occipitale. Bourdonnements dans la téte. Poussées congestives fréquentes. Déviation de la téte du côte gauche. Induration du bord gauche du trapèze. Premier traitement par le massage pendant six mois, insuccès. Nouveau traitement. — Massage.

M. E. A., caissier, 47 *ans*, souffre depuis 20 *ans* de

migraines qui, d'année en année, deviennent plus violentes. Au début, sa douleur avait plutôt le caractère d'une *pression sur la région occipitale* accompagnée d'une *sensation désagréable dans la nuque* que d'autre chose. Les efforts intellectuels fatiguent le malade et produisent chez lui des espèces de *bourdonnements dans la tête*, bien qu'il n'y ait jamais de vertiges. Il éprouve si souvent le besoin de mettre sa main sur la nuque, que ce mouvement est devenu pour ainsi dire instinctif chez lui. Au moindre effort, à la moindre contention d'esprit, le sang se *porte à la tête*. A part ces accidents, sa santé générale est satisfaisante, mais il est très hypocondriaque.

A été traité par différents médecins pour une congestion cérébrale ; par d'autres, pour de l'anémie cérébrale. En 1866, bains de mer, et 1867 et 68, gymnastique, sans autre résultat qu'une amélioration passagère. Au contraire, les accidents deviennent plus pénibles et plus fréquents, de telle sorte qu'en 1875, le malade fit une saison aux eaux de Sodertelje. En 1877, la tête commença à présenter une certaine *tendance à la rotation du côté gauche*.

Le malade se présente au docteur Vretlind, au mois de septembre de la même année. A l'examen du cou on trouve une tuméfaction dure, de l'épaisseur de deux doigts, *sur le bord supérieur du trapèze du côté gauche*, à peu près à égale distance de ses insertions supérieure et inférieure. La portion correspondant à la nuque était légèrement tuméfiée et indurée. L'auteur exprima l'opinion que les accidents présentés par le malade pouvaient avoir ces indurations pour point de départ. *Pendant six mois, traitement par le massage, six séances par semaine*. Amélioration, mais non guérison complète. En 1877, exacerbation nouvelle. Les sensations pénibles augmentent. La tête est presque *toujours déviée à gauche*, et, malgré ses efforts et sa volonté, elle ne peut le plus souvent être ramenée dans sa situation normale sans que le malade l'y replace à l'aide de ses deux mains. Diverses médications : liniments, emplâtres de belladone, électricité, sans amélioration. Le cas est considéré comme définitivement incurable.

Revient chez le docteur Vretlind au mois de décembre 1877. Les altérations musculaires en question sont encore plus développées que d'habitude ; malgré la déviation de la tête, on ne trouve de paralysie dans aucun muscle ; lorsqu'on la met dans la rectitude et qu'on l'y maintient, il peut exécuter tous les mouvements sans la moindre difficulté ; ces mouvements présentent même une certaine énergie. L'auteur suppose dans ces conditions que la position susdite est prise parce que les sensations désagréables sont moins énergiques. Le malade dit en outre qu'il éprouve quelque chose comme s'il y avait *un cordon dur et tendu sur le bord du trapèze gauche*. Je lui conseille dans ces conditions de reprendre le traitement par le massage. Ce traitement fut combiné avec les mouvements passifs imprimés à la tête, et continué pendant cinq mois, 116 séances. L'amélioration fut très lente. Au moment de l'été, lorsque le traitement fut interrompu, il n'était pas encore tout à fait rétabli ; heureusement que l'amélioration persista sans autre médication, après la fin du traitement, de telle sorte que le malade se trouva complètement débarrassé des sensations désagréables et inquiétantes qu'il éprouvait ; il n'y avait plus rien non plus sur le bord du trapèze.

Observation 30.

Céphalalgie occipito-frontale avec paroxysme douloureux; induration au niveau de la nuque. — Massage. Guérison.

M. V., 43 *ans.* Cet homme qui est robuste et *très vigoureux,* a souvent des *poussées congestives vers la tête.* Lorsqu'il veille un peu tard, est pris d'enchifrènement et d'élancements vers la partie inférieure *de la nuque du côté droit.* Ces douleurs remontent jusqu'à la protubérance occipitale. Dans ces derniers temps, elles se sont accompagnées d'autres douleurs également vives dans la région frontale, tandis que tout l'espace intermédiaire est indolent. Au moment des *paroxysmes,* il y a de la rougeur *conjonctivale,* du *larmoiement* et de la *photophobie.* Le mal augmente à la suite de l'ingestion des aliments, le malade ne tarde même pas à vomir. Pendant la nuit, les accidents diminuent, et, le lendemain, le malade n'accuse plus qu'un peu d'endolorissement de la tête. Il a remarqué qu'il éprouve un soulagement par *les frictions sur la nuque.* Le traitement méthodique par le massage fut commencé au milieu du mois de février 1885. Au bout d'un mois, guérison complète.

Observation 31.

Céphalalgie occipito-frontale. Myosite chronique, limitée du trapèze et des muscles de la nuque.—Massage. Guérison.

Mlle O..., 28 ans, soignée à Londres en 1879 pour un rhumatisme articulaire aigu. Depuis lors, un peu d'affaiblissement général et migraines fréquentes. Aussitôt après sa sortie de l'hôpital, céphalalgie légère d'abord et qui atteignit son acmé au bout de trois semaines environ. La douleur était continue, violente, persistait la nuit et ne laissait pour ainsi dire aucun repos à la malade ; elle se plaignait en outre de bruits continuels dans la tête, de bourdonnements d'oreilles. Au début, la douleur siégeait exclusivement à gauche ; un peu plus tard, elle s'irradiait du côté droit. La douleur est alors constrictive. Lors de sa première visite, cette personne se plaignait d'avoir la tête enserrée, disait-elle, dans un étau ; elle éprouvait de la difficulté pour les mouvements de rotation de la tête ; les yeux étaient constamment rouges et larmoyants. Les accès qui débutaient toujours vers la nuque s'irradiaient ensuite du côté du front et à toute la moitié gauche du crâne, parfois l'accès est accompagné de nausées et de vomissements. Dans les intervalles, il existe une céphalée sourde continue, également pénible. Les paroxysmes durent de 10 à 15 minutes, ils arrivent on ne sait trop sous quelle influence, à toute heure du jour ou de la nuit. Lors de sa première visite, 15 novembre 1879, cette malade est pâle, faible, presque cachectique ; elle mange peu et digère mal.

En examinant soigneusement le cuir chevelu et la face, on ne découvre rien qui puisse expliquer les accidents douloureux ; mais au-dessous et en arrière des aphophyses mastoïdes, on arrive sur un point extrêmement sensible à la pression ; il suffit de le comprimer légèrement avec l'extrémité du doigt pour provoquer un accès.

Il y a en outre au niveau des attaches crâniennes du splénius et du trapèze un peu de tuméfaction et de sensibilité. Bord supérieur de ce dernier muscle présente également une tuméfaction facile à constater.

Massage. — Au bout de 4 à 5 jours, amélioration, les mouvements de la tête sont plus libres et moins douloureux ; à la fin de la semaine, la douleur a complètement disparu du côté droit. Paroxysmes moins fréquents et moins intenses. L'appétit est meilleur ; la malade dort mieux la nuit. Guérison complète après 28 séances. Des renseignements qui m'ont été fournis par son frère récemment, il résulte que la guérison s'est maintenue.

OBSERVATION 32.

Céphalalgie occipito-pariétale. Foyers d'induration dans le splénius et le trapèze. — Massage. Guérison.

M. E..., 48 *ans*, de New-York, entre en traitement le 2 octobre 1873. Il y a 6 ans, ce malade se trouva, pendant *un voyage, exposé à la pluie et au vent*, dans une voiture découverte, étant très légèrement habillé. C'est à cette circonstance qu'il fait remonter l'origine des migraines qui l'ont toujours tourmenté depuis. Il éprouve constamment une sensation de chaleur et *de pression dans la région occipitale* comme si un lien brûlant était appliqué à ce niveau. Les accès douloureux surviennent une *ou deux fois par jour*, avec des variations d'intensité ; ils sont parfois si intenses que le malade reste au lit sans pouvoir même soulever la tête. La douleur part de la *nuque* où elle est très intense et s'étend jusqu'à la *région pariétale*. Quelquefois, mais rarement, le paroxysme se limite à un des côtés de la tête ; le plus souvent les deux sont atteints au même degré. Les parties où la douleur a son maximum correspondent au

nerf occipital. On considère comme la cause, des foyers
d'induration qu'on trouve dans la portion cervicale des
muscles trapèze et splénius. Le massage de ces muscles a pour résultat de diminuer la sensation de pression à la nuque ;. les accès douloureux deviennent sensiblement moindres et il n'y en avait plus au bout de
cinq ou six semaines. Bien que l'état des muscles laissât
à désirer, le malade ne voulut pas entendre parler de
continuer plus longtemps un traitement dont l'application n'était pas sans douleur, d'autant mieux qu'il
était satisfait du résultat obtenu. Je l'ai souvent rencontré ; et il affirme qu'il ne s'est plus senti de sa névralgie.

APPENDICE.

OBSERVATIONS RELATIVES A DES MYOSITES LIMITÉES DE DIF-
FÉRENTES RÉGIONS AYANT DONNÉ LIEU A DES TROUBLES NER-
VEUX ÉLOIGNÉS.

OBSERVATION 33.

*Tuméfaction de plusieurs muscles de la nuque. — Tic dou-
loureux de la face. — Massage. — Amélioration légère. —
Récidive des accidents. — Insuccès final.*

M. D , 47 ans. Vers la fin de 1875, éprouve pour la
première fois, et cela sans cause connue, des douleurs
de tête, *survenant par accès*. Ces accès n'ont pas *tous la
même intensité*. Les plus violents sont séparés par
d'autres relativement tolérables.Au début, ils disparais-
saient avec des doses modérées de sulfate de quinine ;
plus tard, ces accès sont devenus tout à fait irréguliers
et le médicament a perdu son influence sur eux. Pendant les mois de juin et d'août, le malade n'a presque pas
d'accès. A la fin de septembre 1882, ceux-ci reviennent
avec une violence inusitée, durent de une heure 1/2 à
deux heures. L'accès débute souvent au moment où le
malade se met à table ; l'ingestion d'aliments calme un
peu la douleur. Au moment où la douleur était pour
diminuer, il éprouvait un peu *d'oppression*, avait quelques renvois avec des *battements de la tempe droite*. Les
compresses chaudes appliquées de ce côté le soulagent

un peu ; le froid et les coups de vent sont très douloureux. La douleur commence vers le côté droit de la nuque, s'irradie du côté du front et de la tempe ; *l'œil* et la moitié correspondante de la face sont ensuite intéressés. Au début, le malade a souvent employé le chloral comme calmant ; le médicament l'endormait assez vite, mais au réveil, la crise était aussi intense qu'auparavant. Dans ces derniers temps, le chloral, les mouches appliquées sur la nuque, les frictions avec un liniment chloroformé, sont restés sans résultat. Aujourd'hui la névralgie s'accompagne *du tic douloureux du côté droit, rien du côté gauche*. Parfois elle se limite à la région pariétale. Au moment des accès, le malade a un peu de gêne motrice du côté du membre supérieur, et éprouve de la difficulté pour mettre son habit.

Par le toucher, on ne trouve rien d'anormal sur la tête. A partir de *l'apophyse mastoïde*, on trouve une *tuméfaction* qui s'étend jusque sur *le splénius* douloureux ; comme le sterno-cloïdo-mastoïdien au niveau de ses attaches supérieures; dans le *scalène* du même côté, partie très limitée de consistance plus ferme ; portion *scapulaire du trapèze* très tuméfiée. Après six semaines de traitement, le malade s'est senti soulagé ; l'amélioration a persisté pendant une quinzaine de jours environ après qu'il est revenu chez lui. Mais les accès sont revenus très vite avec leur ancienne intensité.

OBSERVATION 34.

Induration dans l'épaisseur du fléchisseur superficiel des doigts. Impossibilité pour la malade de jouer longtemps du piano. — Massage. Guérison.

Mme ... 30 ans, pianiste, éprouve depuis l'année dernière, lorsqu'elle a été longtemps au piano, une violente fatigue dans les bras et surtout l'avant-bras droit. Cette fatigue, qui commence vers l'extrémité des doigts s'irradie peu à peu vers la main, puis vers l'avant-bras, enfin, vers le bras et l'épaule. Rien pendant l'été. Pas de douleurs rhumatoïdes dans aucune région du corps. Dans les extensions forcées, cette malade éprouve la sensation d'une forte résistance. Après une nuit de repos, la douleur est moins vive. Lorsque la sensation de fatigue apparaît et qu'elle veut continuer à jouer, cette sensation fait place à une véritable douleur qui parcourt tout le bras. Elle a été à la longue obligée de renoncer complètement au piano. Electricité sans résultat.

On trouve à l'union du 1/3 supérieur et du 1/3 moyen du fléchisseur superficiel des doigts une induration du volume et de la forme d'une amande. Cette induration est très résistante. Ce n'est qu'en exerçant une pression un peu forte à ce niveau qu'on réussit à provoquer de la douleur ; cette douleur est absolument semblable à celle que la malade éprouve lorsqu'elle persiste à toucher du piano malgré la fatigue ; elle s'irradie de haut en bas dans les doigts.

Le massage exercé pendant six semaines d'une façon journalière finit par avoir raison de tout ; le bras a repris sa force et la malade peut jouer longtemps du piano sans fatigue ni douleur.

J'ai eu l'occasion de la revoir il y a quelques temps; l'amélioration s'était maintenue, il ne restait plus de trace de l'induration musculaire du côté droit.

OBSERVATION 35.

Indurations symétriques dans l'épaisseur des deux deltoïdes troubles moteurs et sensitifs des doigts. — Massage. Guérison.

Mme Sn., 42 ans, souffre depuis plusieurs années de douleurs rhumatismales en différents points du corps, et surtout dans les deux bras. Ces douleurs ont cessé depuis l'automne dernier et laissé une certaine faiblesse du côté droit. La malade peut bien lever ses deux bras à la hauteur ordinaire, mais elle le fait avec de sérieux efforts et par saccades ; chaque fois que les mains sont exposées au froid, surtout lorsqu'elle les plonge dans l'eau froide, elle éprouve un fourmillement qui part de l'extrémité des doigts, s'étend vers l'avant-bras. Les doigts deviennent blancs et insensibles, toutes les articulations des doigts se tuméfient, et la malade ne les fléchit que très difficilement ; ne sentant plus bien les objets qu'elle prend, elle les laisse facilement tomber. Ces accidents ne durent qu'une demi-heure et disparaissent même assez vite. Quand la malade se frotte énergiquement les doigts, ils laissent pourtant après eux un peu de rigidité qui dure toute la journée.

Les médecins consultés ont tous déclaré que ces accidents étaient exclusivement nerveux. En examinant avec soin les deux bras, on trouve une induration du volume d'une petite noix dans l'épaisseur du deltoïde, non loin de son attache inférieure. Elle semble de consistance assez dure. La pression à ce niveau produit une douleur violente qui s'irradie sur le trajet du nerf cubital, et produit un frémissement jusqu'au bout des doigts ; ce frémissement persiste une dizaine de minutes au moins.

Massage de l'induration deltoïdienne. Après trois semaines de ce traitement, la force du bras augmente notablement ; en même temps, l'induration devient un peu moins ferme. Cette personne peut faire claquer ses doigts du côté gauche, et même du côté droit, bien qu'un peu plus difficilement ; les mouvements nécessaires pour cela étaient auparavant tout à fait impossibles. Le massage fut continué pendant 6 semaines, tous les jours. Ce traitement eut pour résultat de rendre la force aux deux bras et de faire disparaître les indurations, sauf à droite où il en reste encore une peu prononcée.

OBSERVATION 36.

Indurations deltoïdiennes. Difficulté des mouvements de la main. — Massage. Guérison.

M. D... 34 ans, monte souvent à cheval, se plaint de ce que depuis un an il ne peut plus tenir la bride comme autrefois. Après 1/4 d'heure ou 1/2 heure il a les bras, surtout le droit, tellement fatigués qu'il éprouve une vive douleur dans l'avant-bras qui s'irradie vers l'épaule et l'oblige à lâcher les deux brides ; est obligé de se reposer pendant un certain temps pour pouvoir continuer sa promenade à cheval; n'a jamais éprouvé autre chose dans le bras que quelques douleurs vagues auxqu'elles il n'a attaché que peu d'attention. Douches froides, électricité sans résultat.

Le deltoïde de ce côté présente une induration du volume d'une noisette; une autre, plus petite et plus plate, se trouve près du bord droit du muscle brachial antérieur; à gauche, tuméfaction limitée non dure mais un peu sensible, siégeant près du bord droit du brachial antérieur.

Massage continué sans interruption tous les jours pendant 2 mois 1/2. Guérison.

FIN.

TABLE DES MATIÈRES

CHATEAUROUX — TYPOGRAPHIE ET STÉRÉOTYPIE A. MAJESTÉ.

Châteauroux. — Typographie et Stéréotyp. A. MAJESTÉ.